La Nariz Muy Tapada

Kelley Richardson

Traducido por el

Dr. Miguel Ángel Rosales Berber

ISBN : 979-8-9884694-2-1

PRIMERA EDICIÓN

Para Finn
y tu paciencia infinita mientras buscábamos
comprender las causas subyacentes de la
congestión crónica. Gracias por estar
dispuesto a compartir tus experiencias para
ayudar a que los niños de todo el mundo
respiren, duerman y sueñen mejor.

Para todos los demás niños con congestión
y sueño inquieto... ¿están respirando
por la boca?

PD: Busca la pelota de béisbol cada vez
que pases una página.

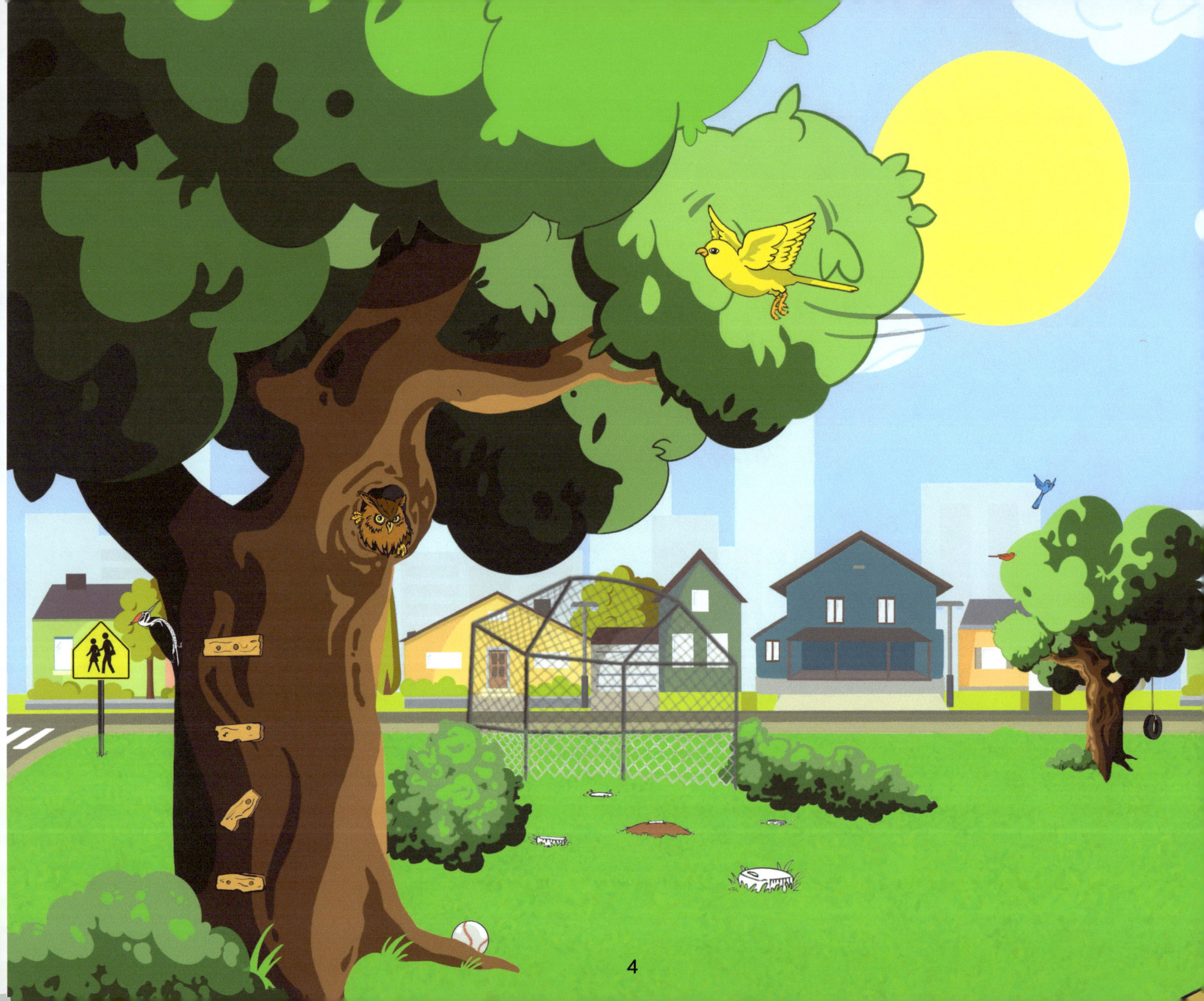

4

Finn tuvo la nariz
TAPADA
por mucho,
MUCHO TIEMPO.

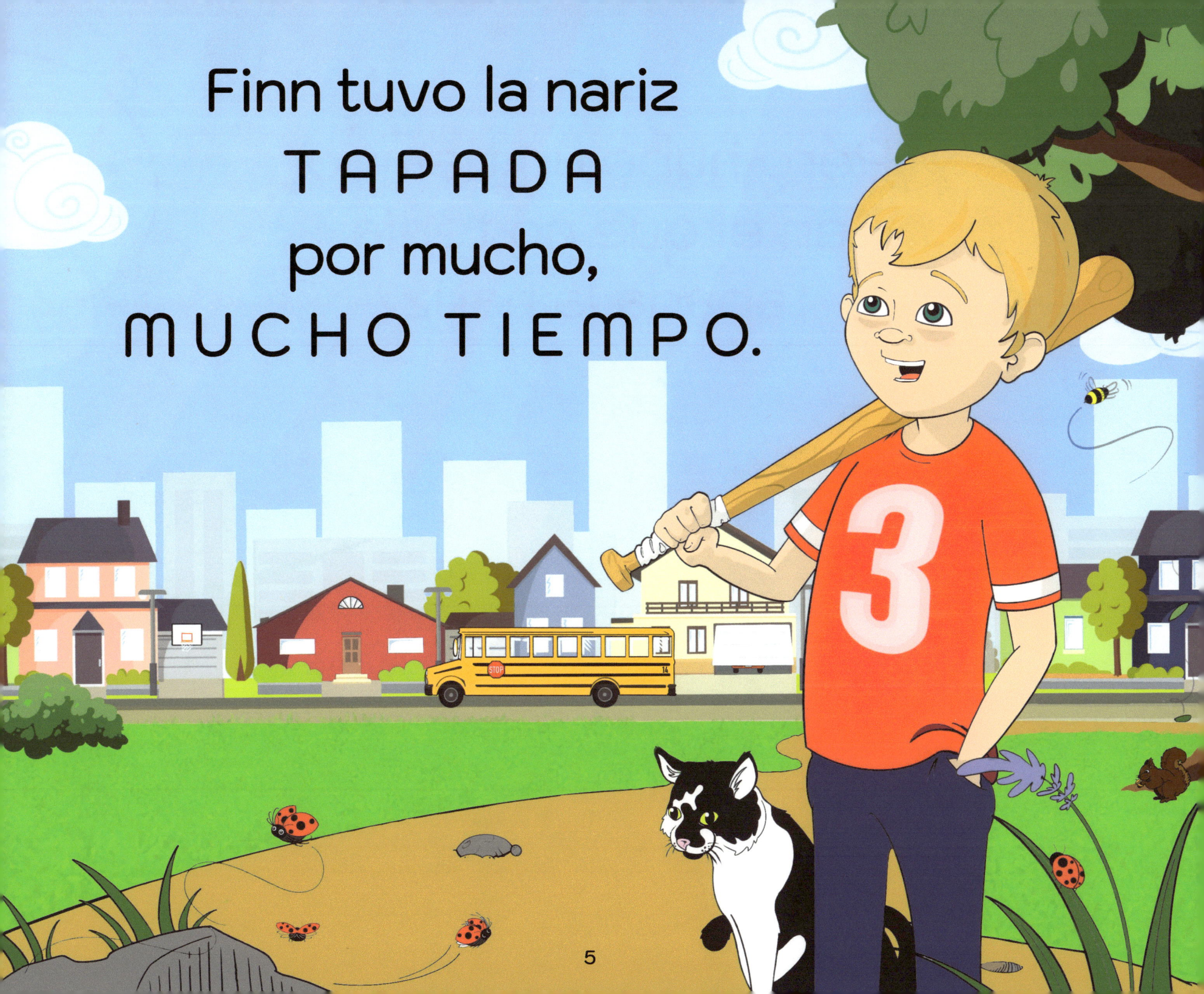

Pero hubo un tiempo
en el que no tenía
tapada la nariz.

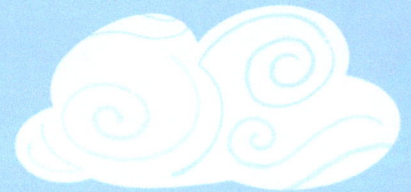

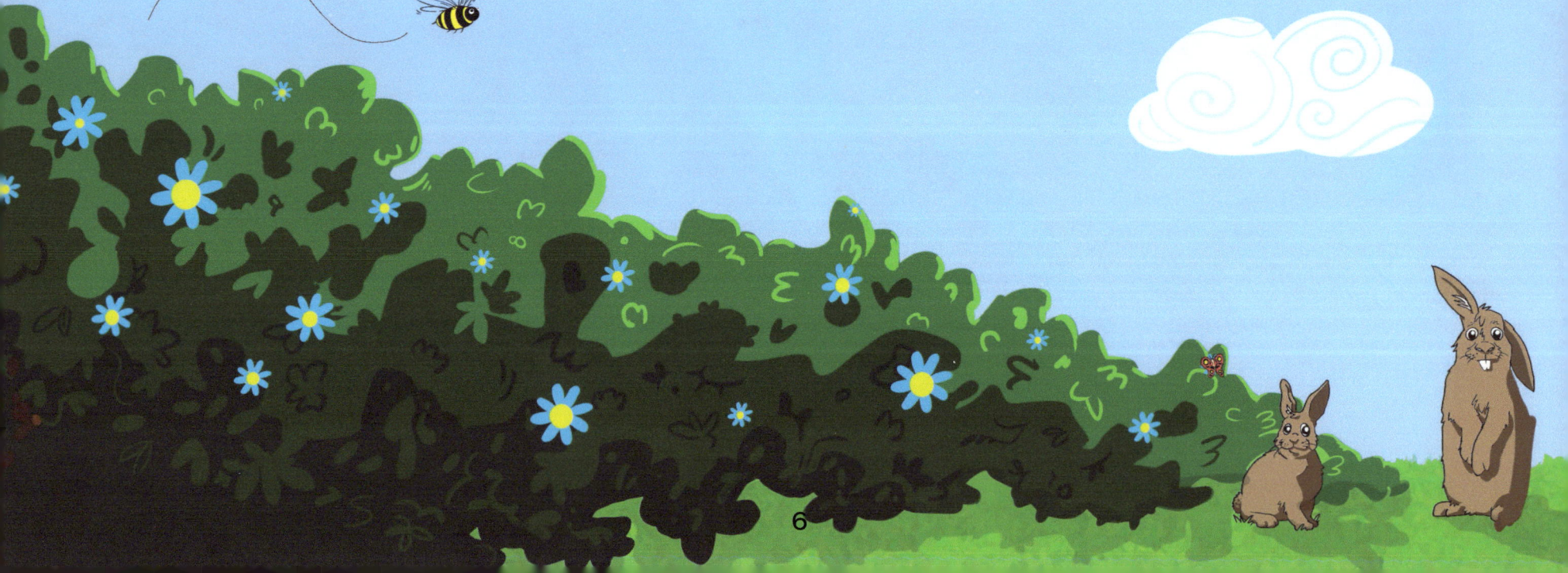

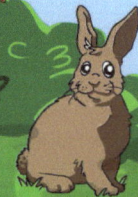

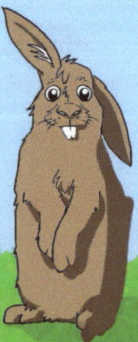

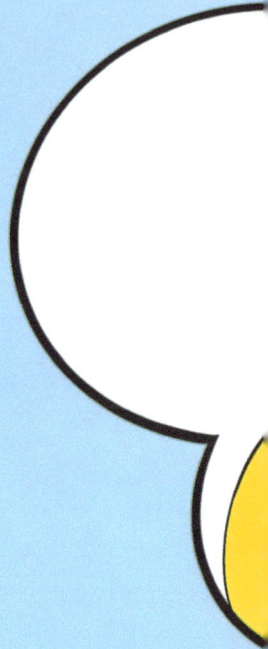

6

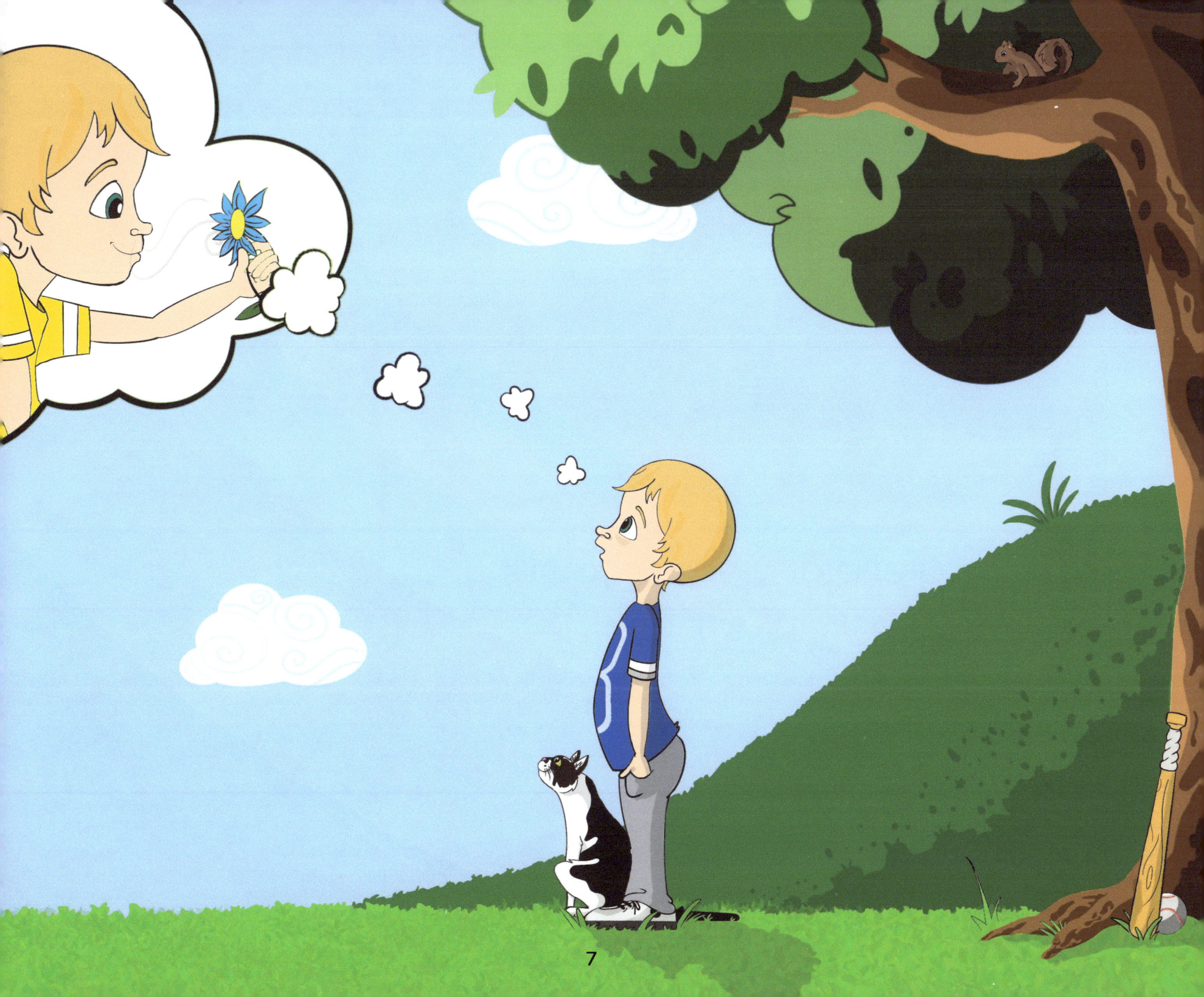

Un tiempo en el cual pudo oler los hot dogs que se preparan en el festival de otoño

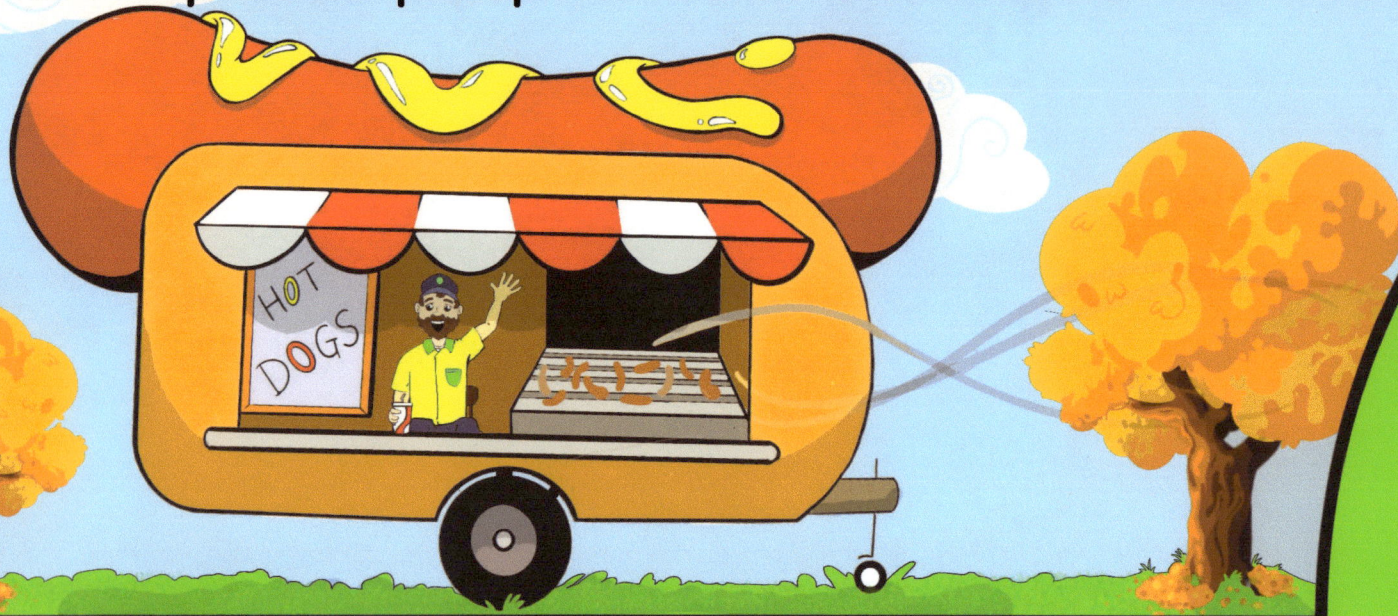

HOT DOGS

y el olor del chocolate caliente en invierno

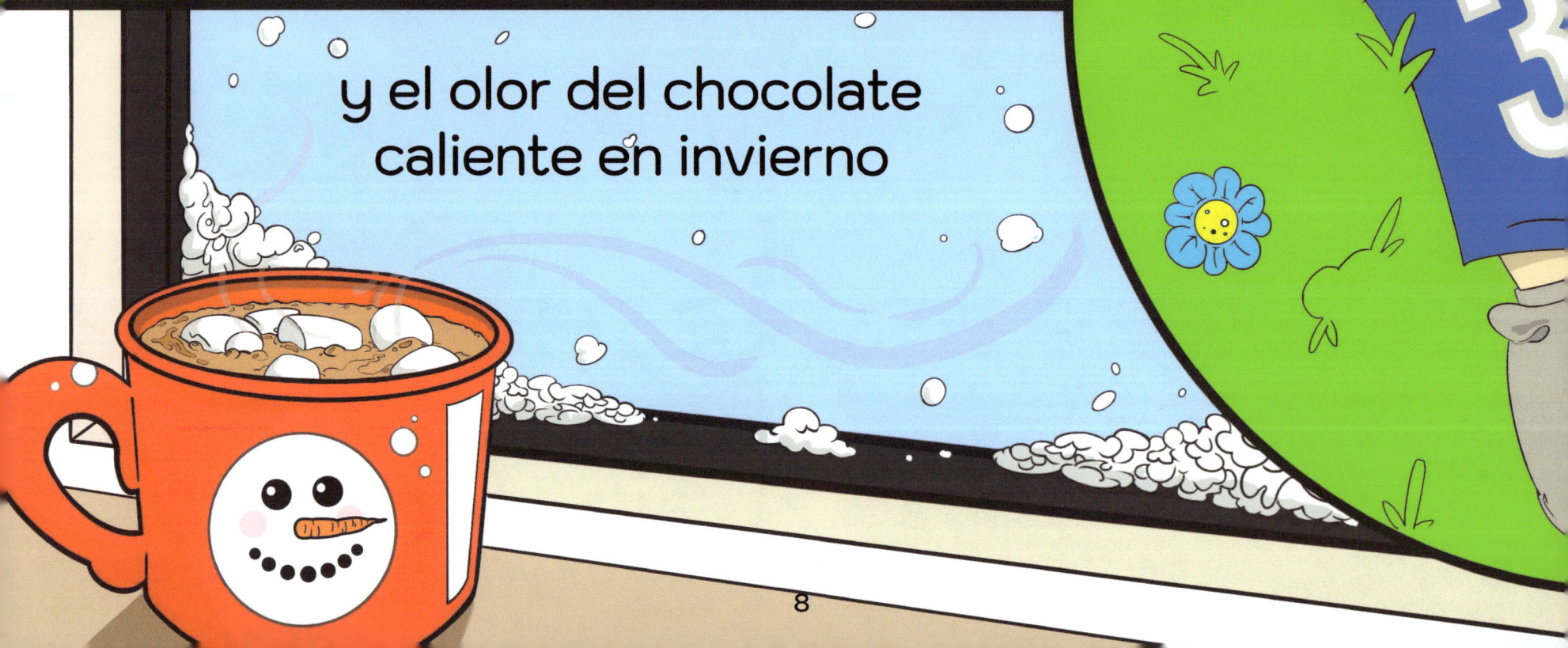

y el olor de las flores
en primavera

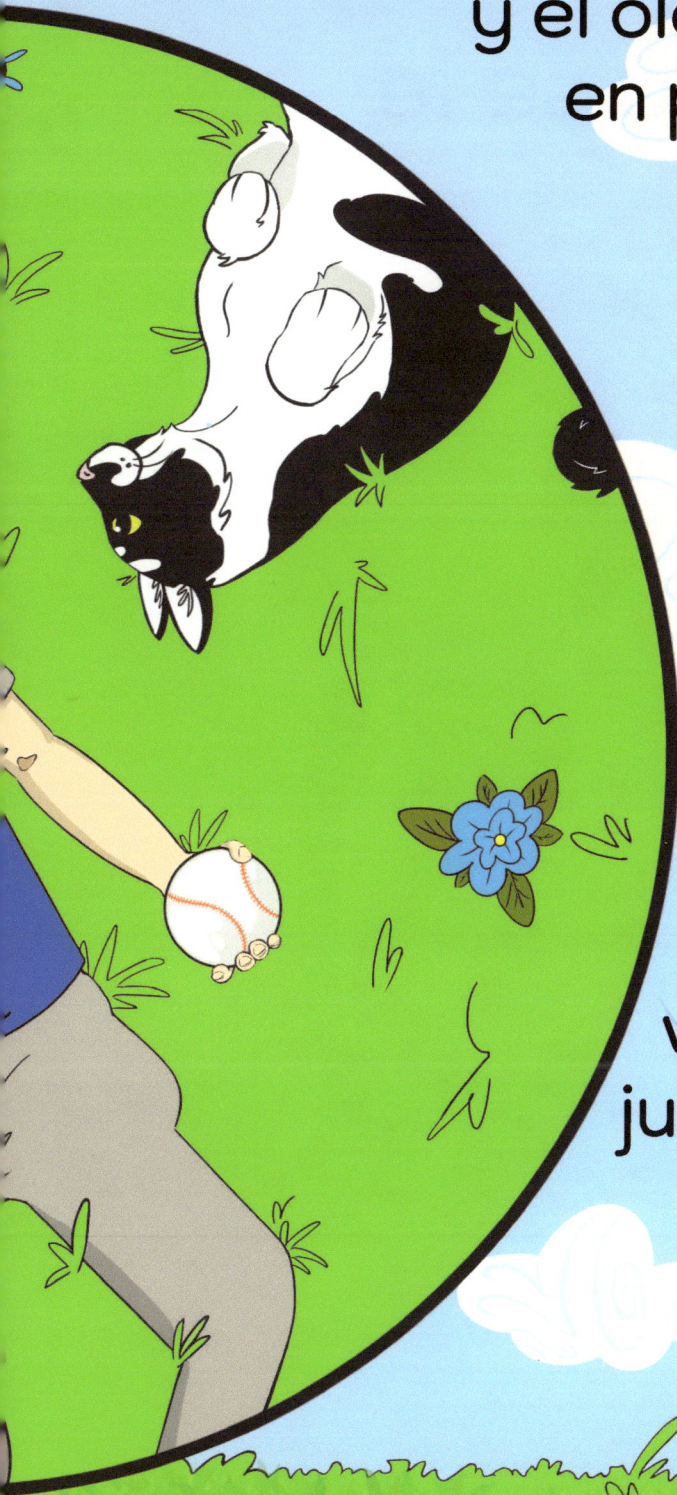

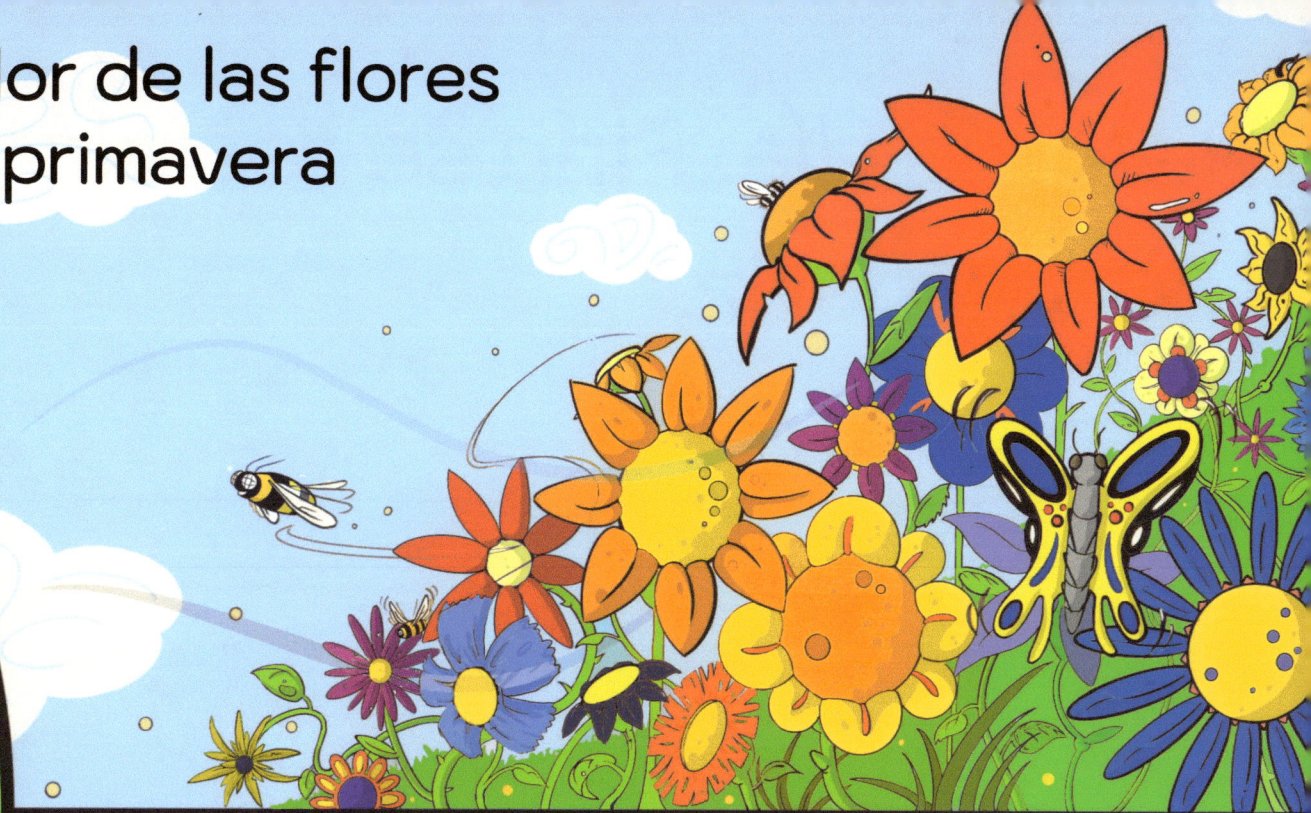

e incluso el olor de los
calcetines malolientes en
verano después de un
juego intenso de futbol.

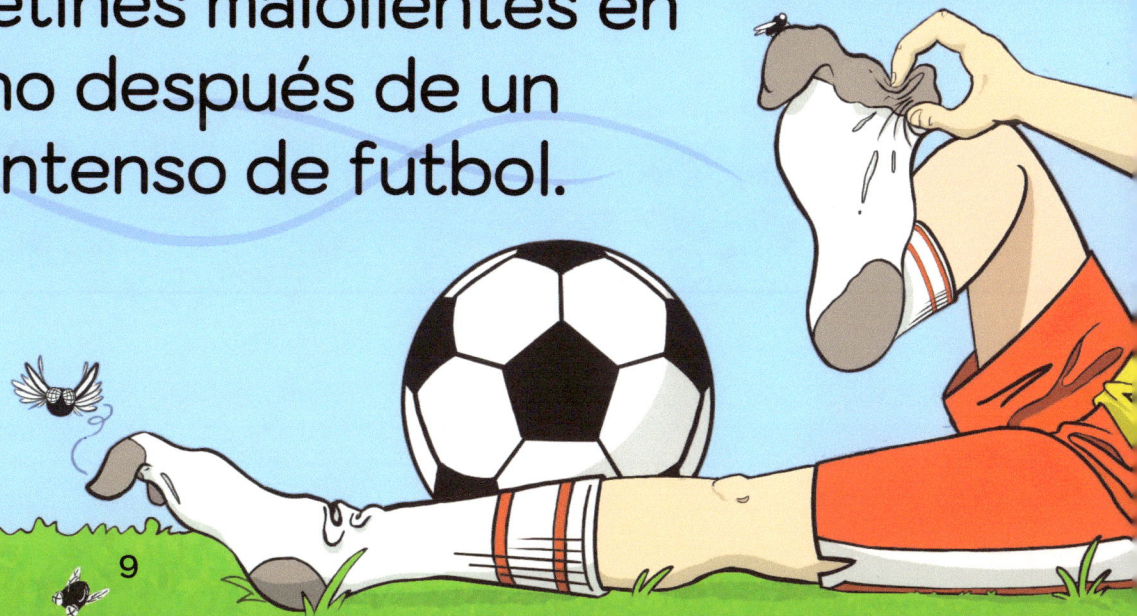

Pero un día, Finn se resfrió y se le tapó la nariz.

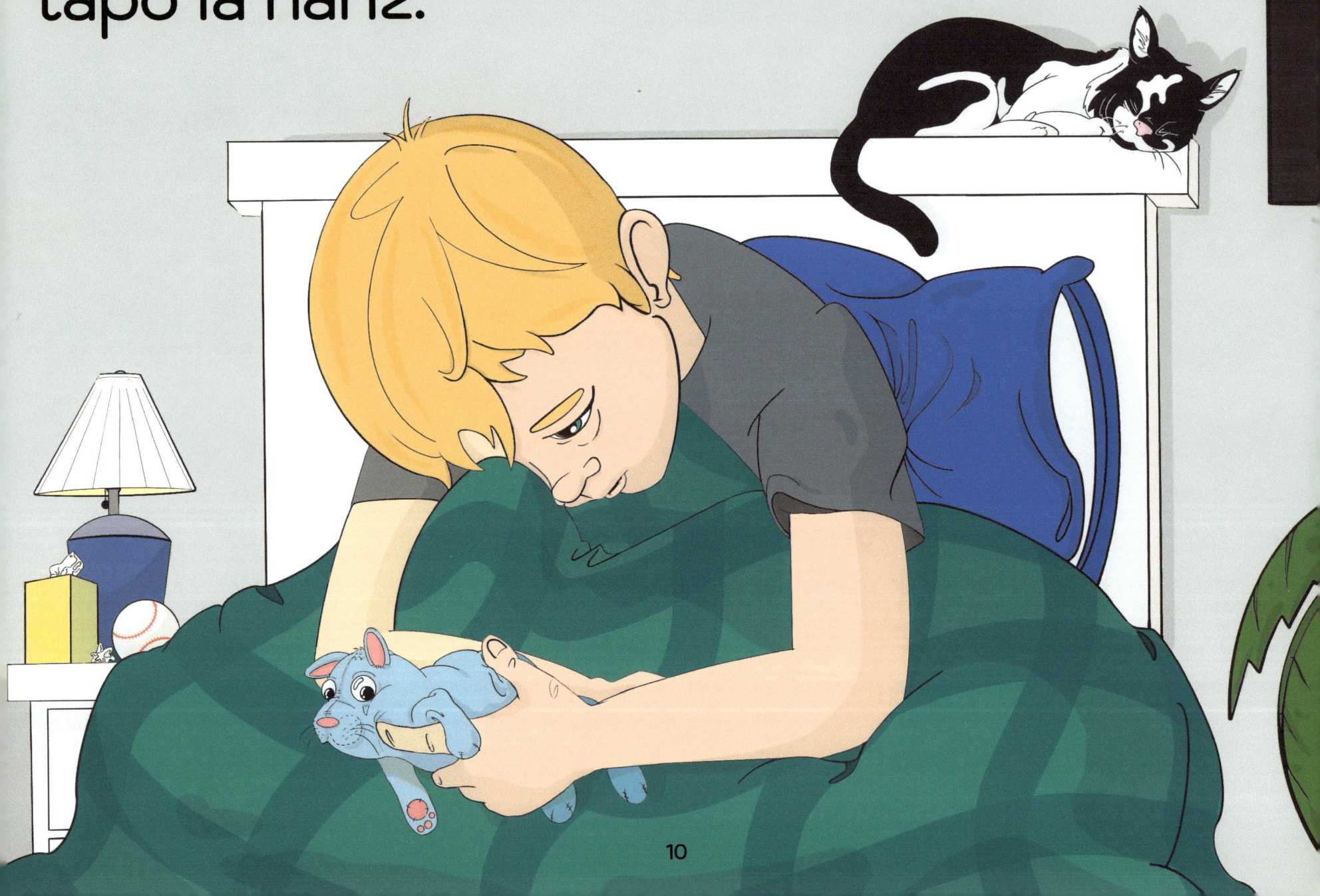

Se le volvió cada vez más dificil respirar por la nariz.

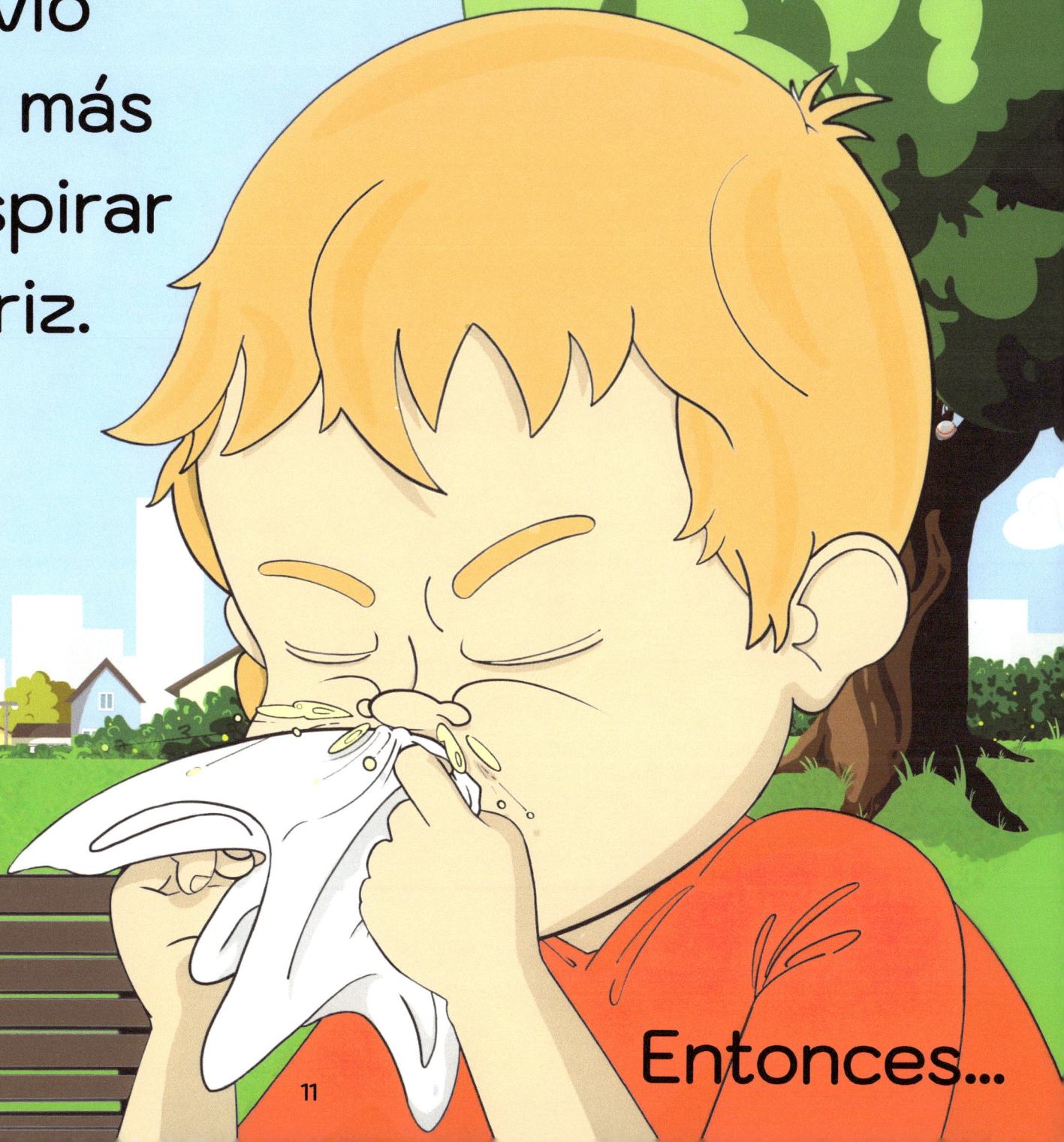

Entonces...

ABRIÓ su boca para respirar, lo que parecía una buena idea.

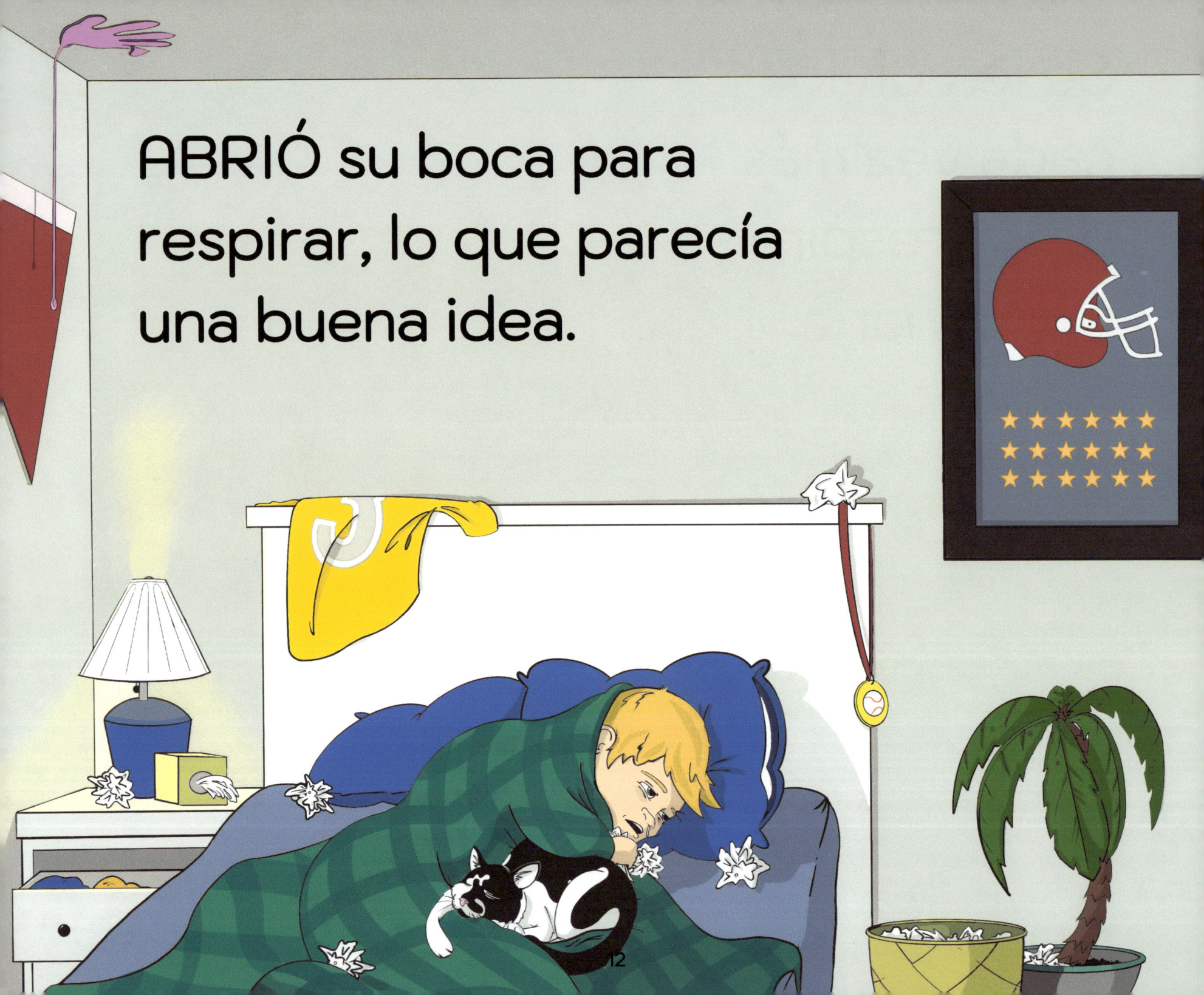

Su boca era

GRANDE

y

ANCHA

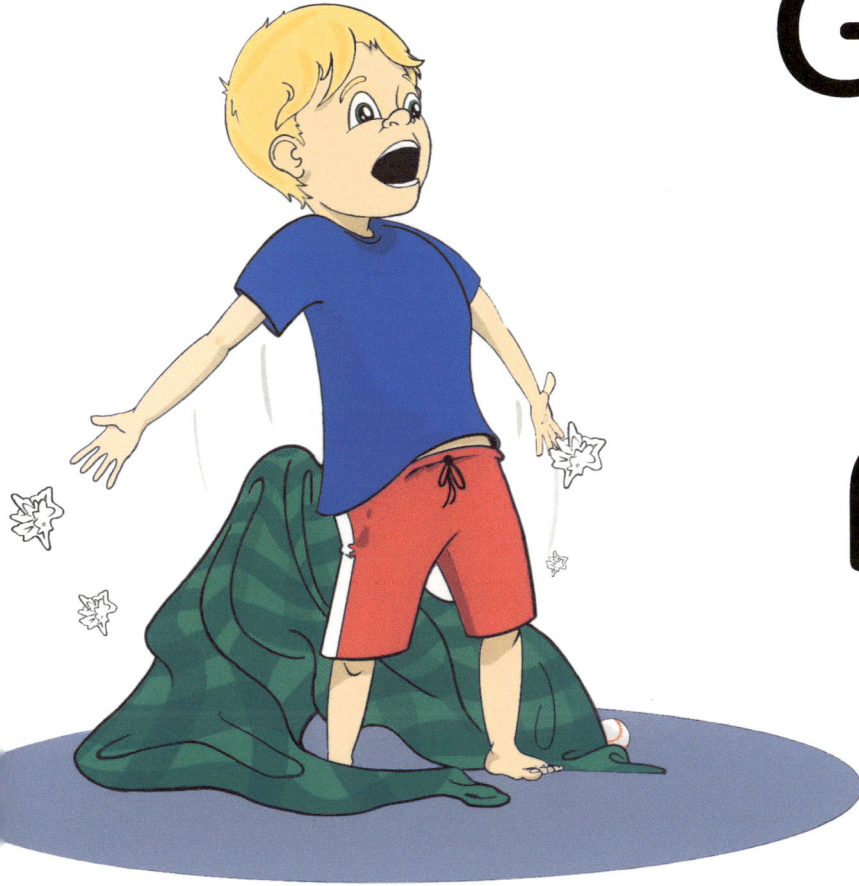

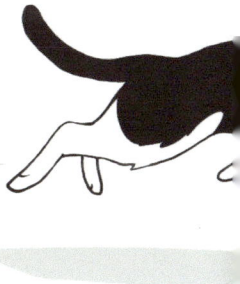

y podía entrar mucho más aire adentro.

Por lo que incluso después del resfriado continuó respirando por la boca.

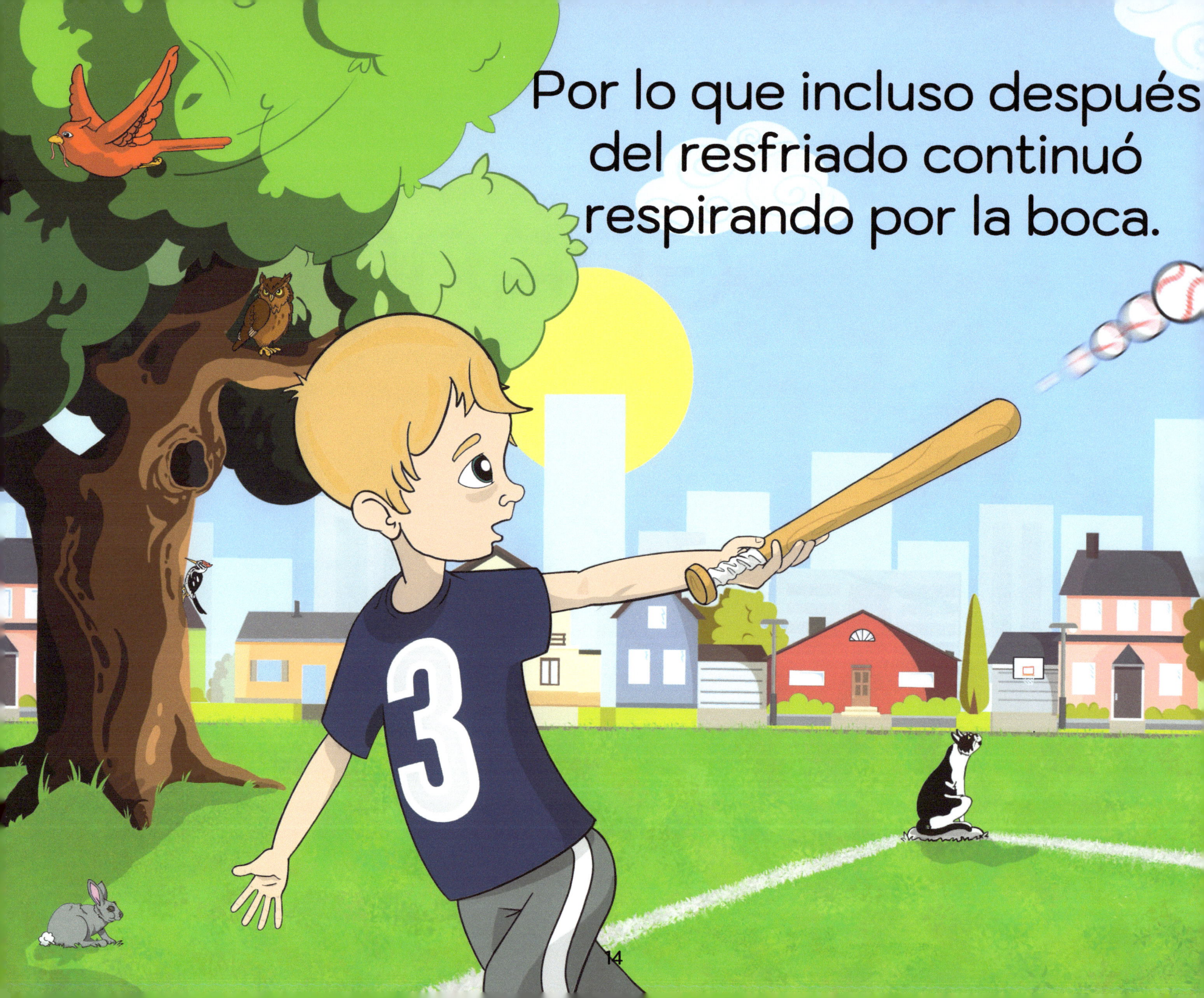

Y a pesar que se alivió del resfriado, Finn seguía con la nariz TAPADA.

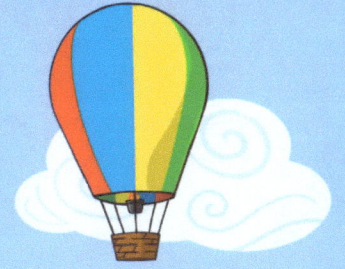

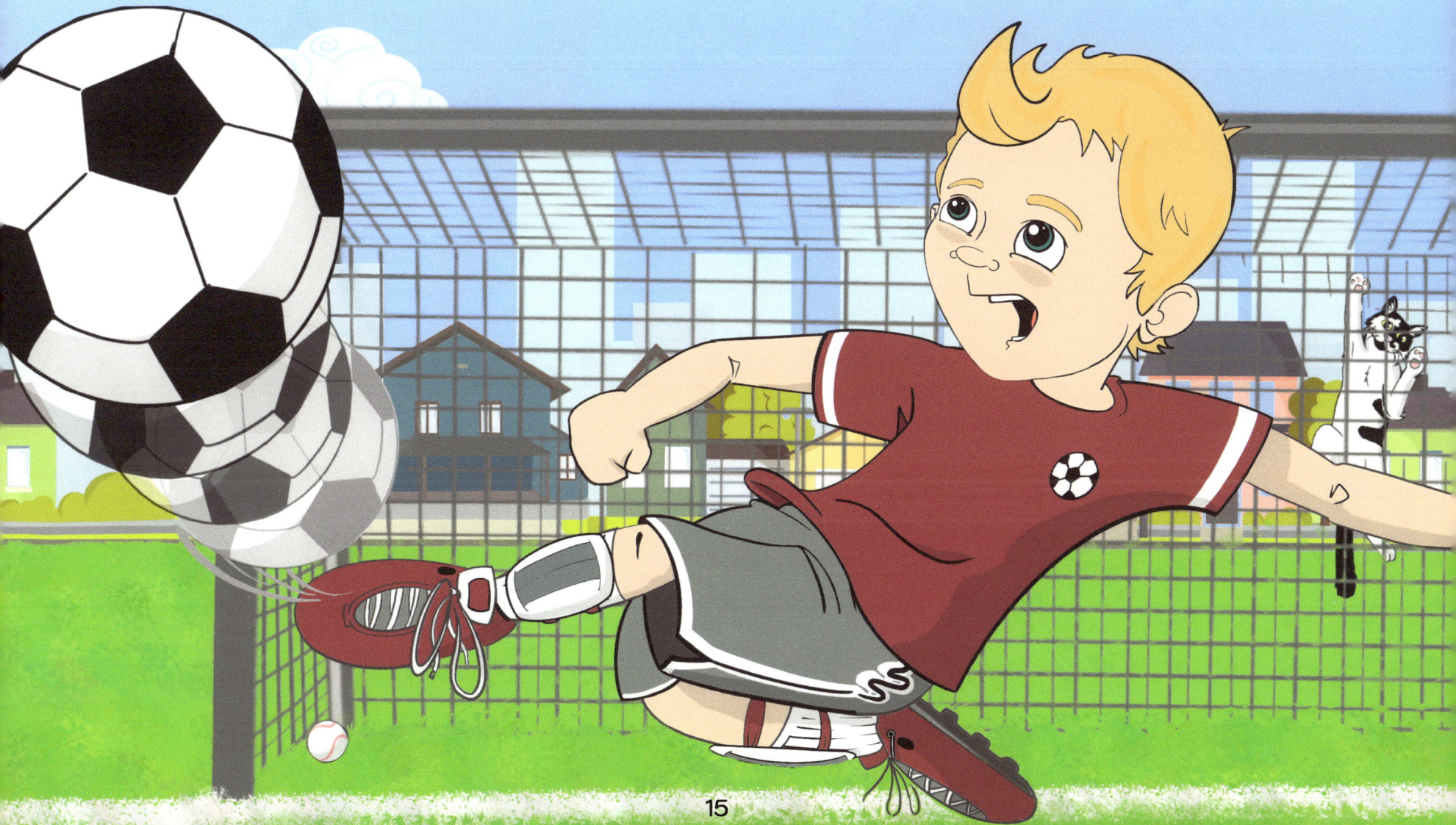

Entonces un día, en el Festival de Otoño, Finn vio el puesto de hot dogs y se dio cuenta de que no podía olerlos...

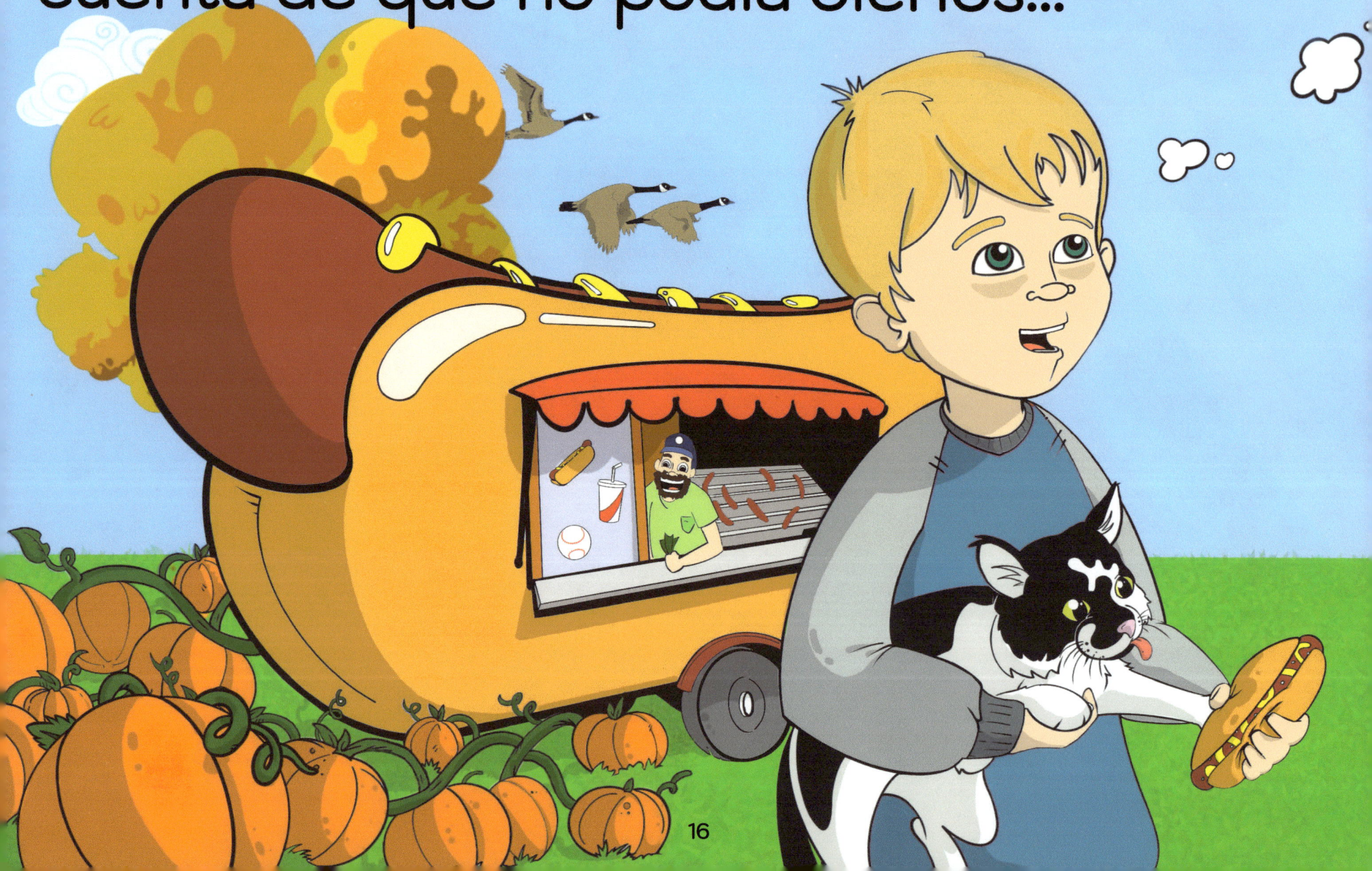

ni el chocolate caliente en **invierno**

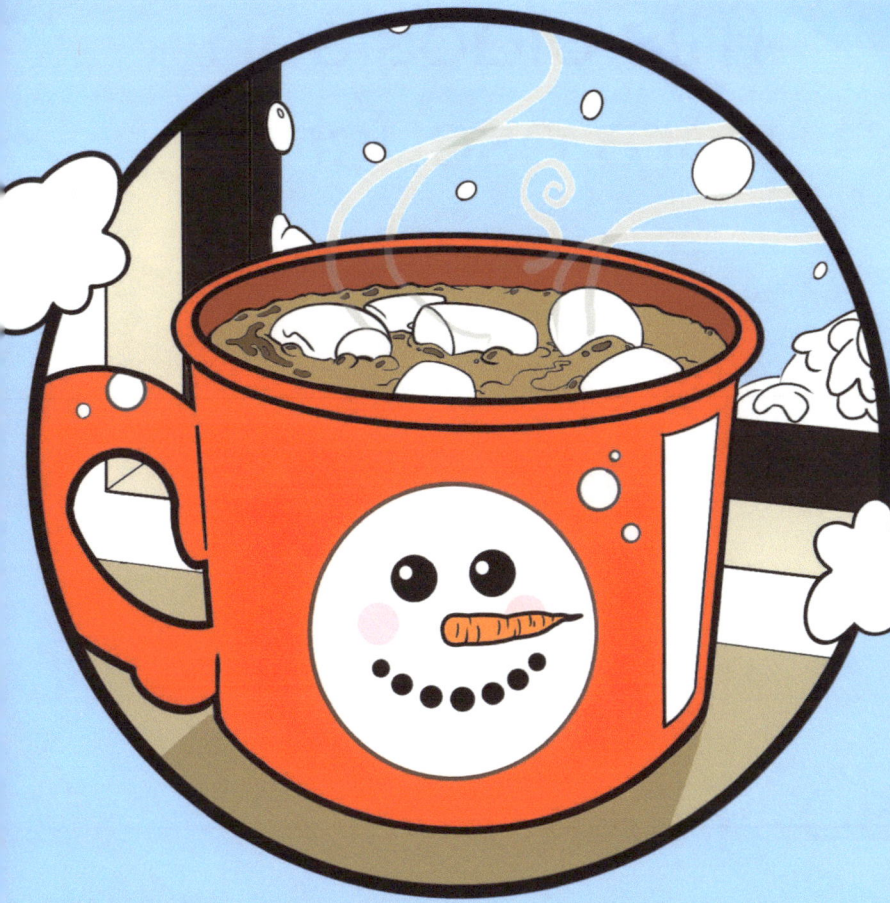

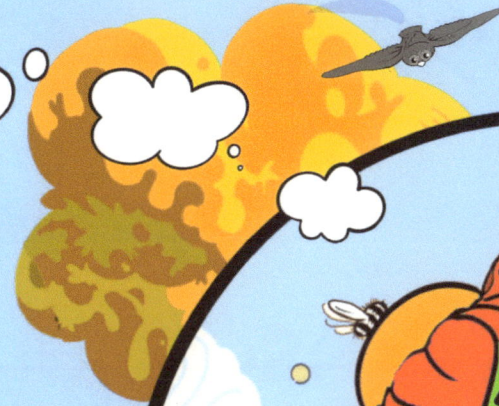

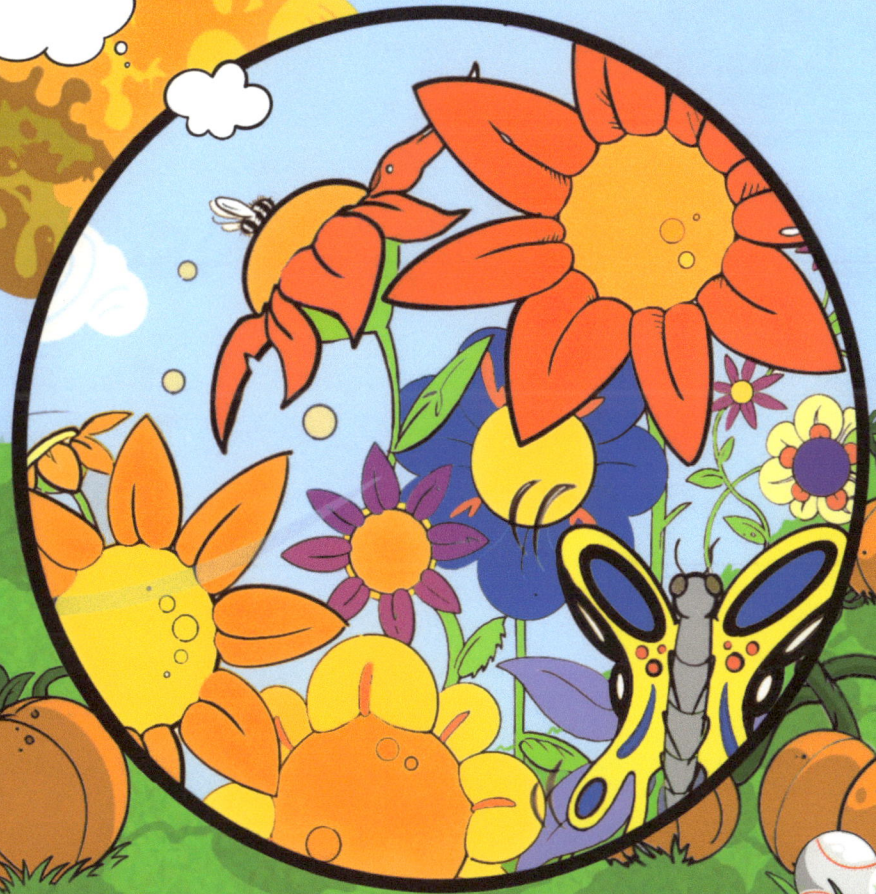

ni el olor de las flores en primavera.

Mis ojos son para ver

Mis oídos son para escuchar

Finn pensó, pensó y pensó.

Mi boca es para comer y beber

PERO mi NARIZ es para oler y respirar.

De repente, se dio cuenta que su nariz dejó de funcionar cuando comenzó a respirar por la boca.

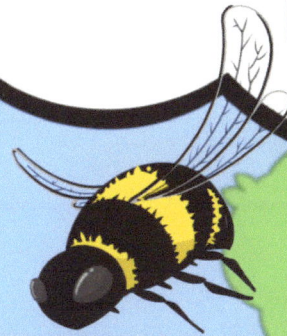

Entonces...

TAL VEZ...

Si cierra la boca y respira por su nariz, podría hacer que funcione nuevamente.

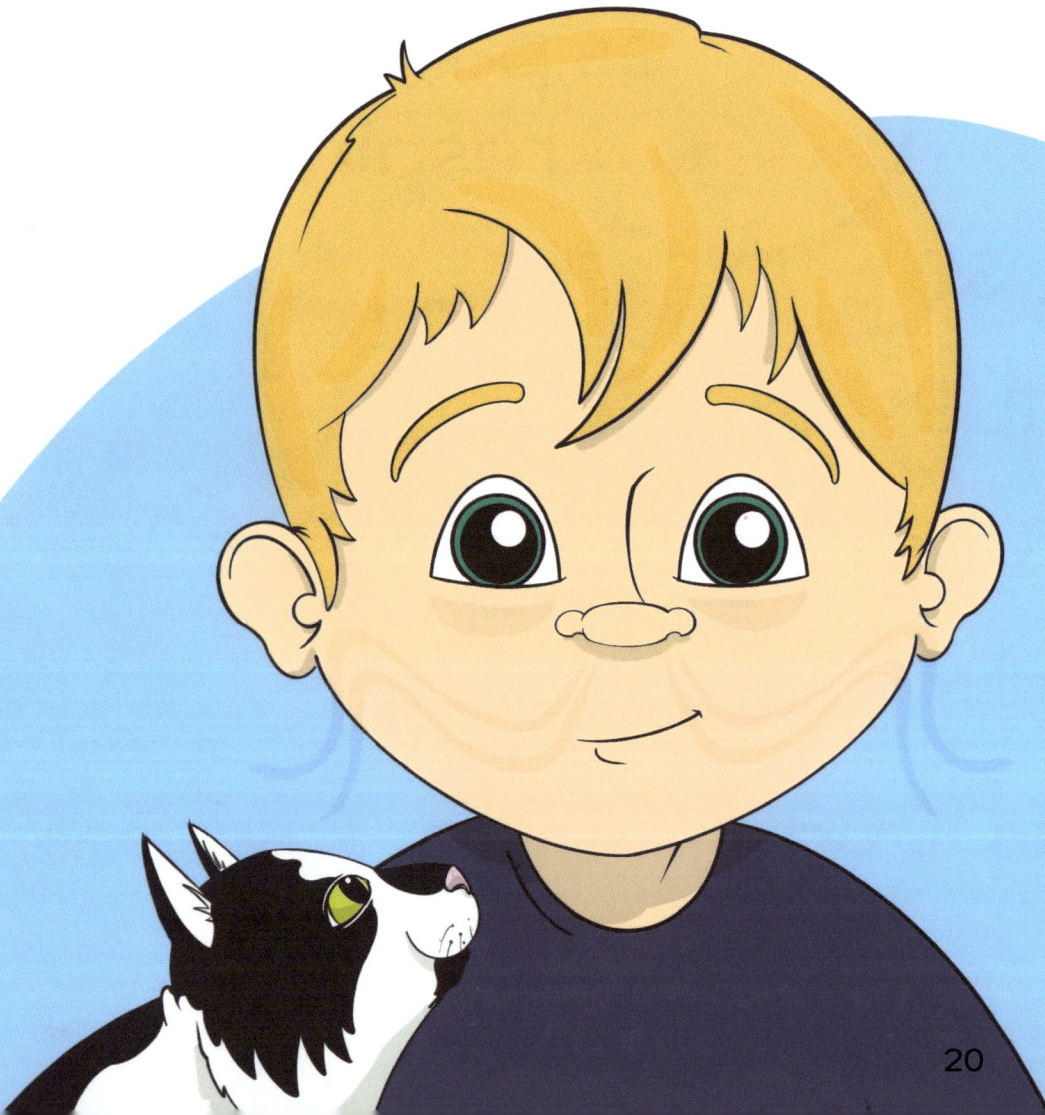

Finn cerró su boca e intentó respirar por la nariz.

Al principio, su nariz seguía muy TAPADA pero... olía algo.

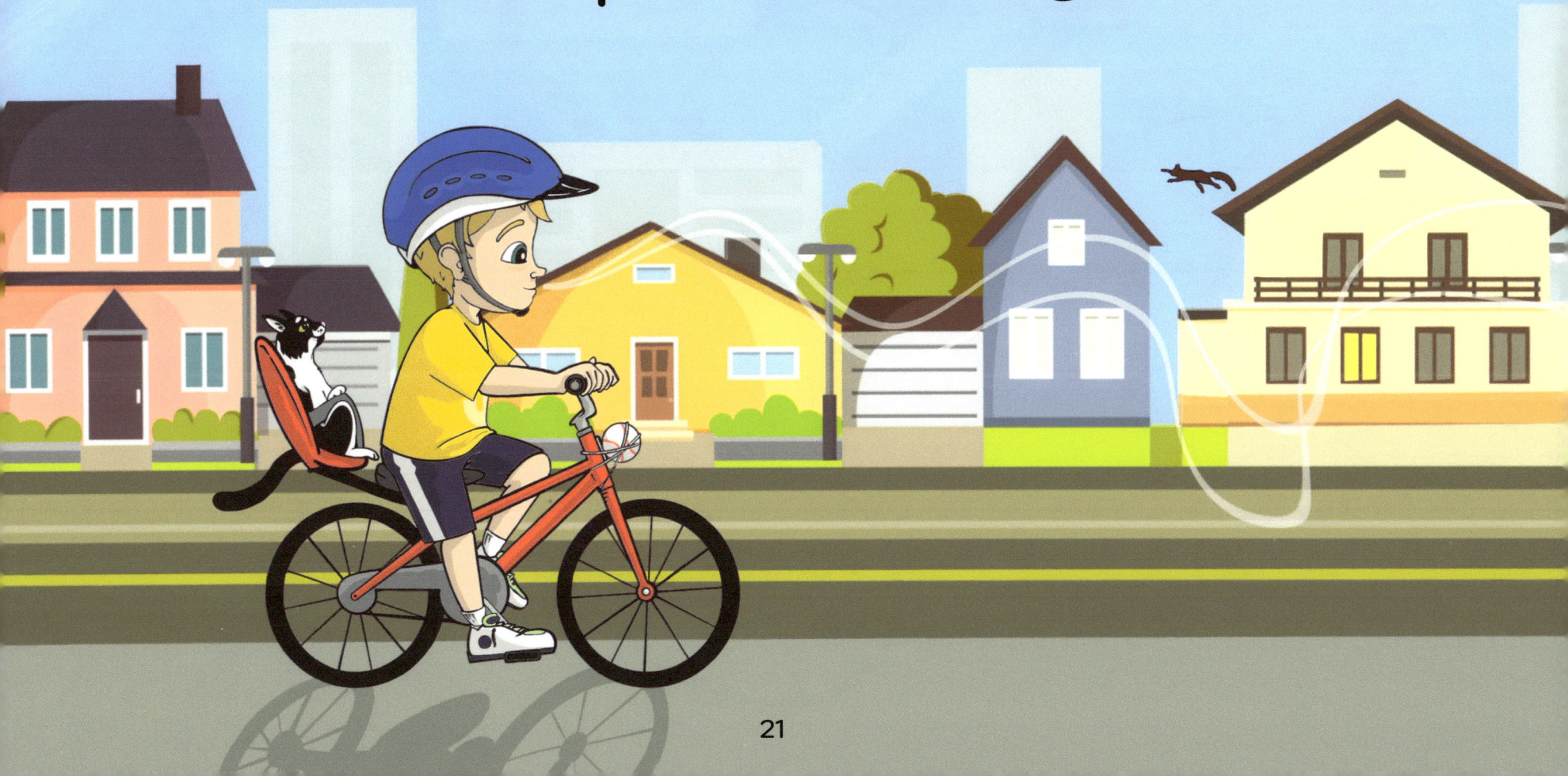

Fue entonces cuando Finn tomó una GRAN decisión...

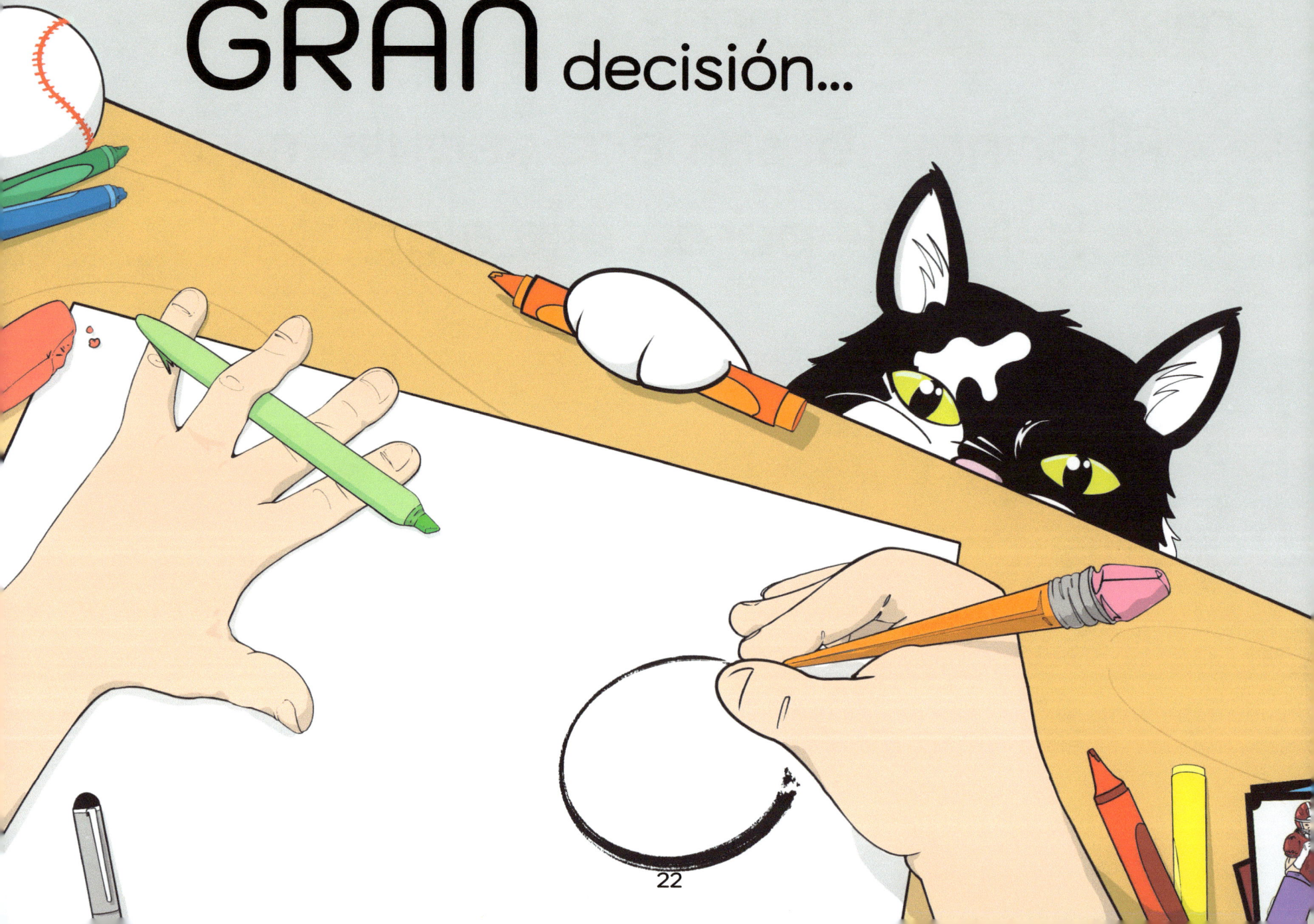

Mantendría la boca cerrada y
SOLO respiraría
por la nariz.

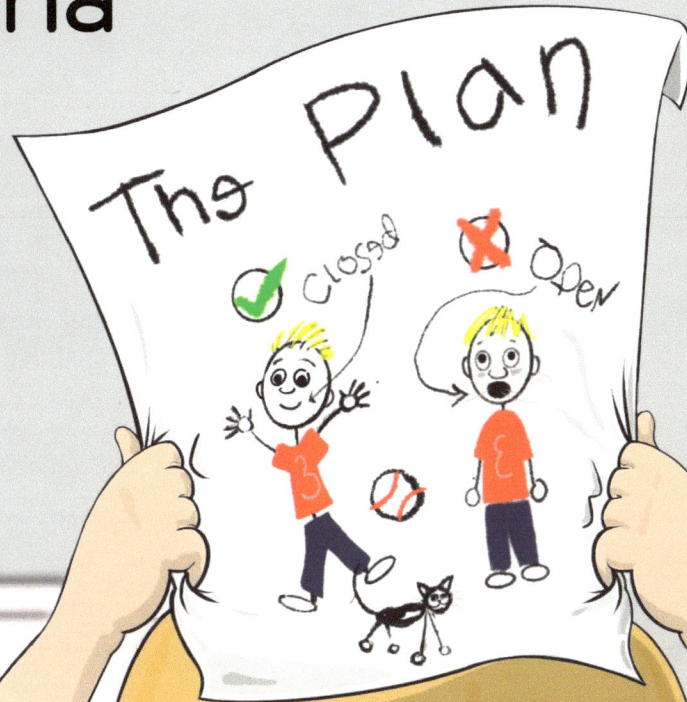

A lo largo del día, se recordaba a sí mismo...

"Mantendré la boca cerrada y respiraré por la nariz".

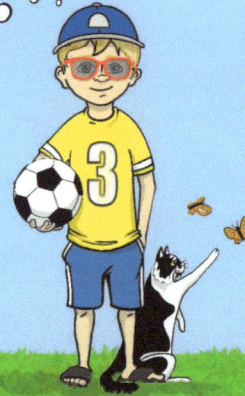

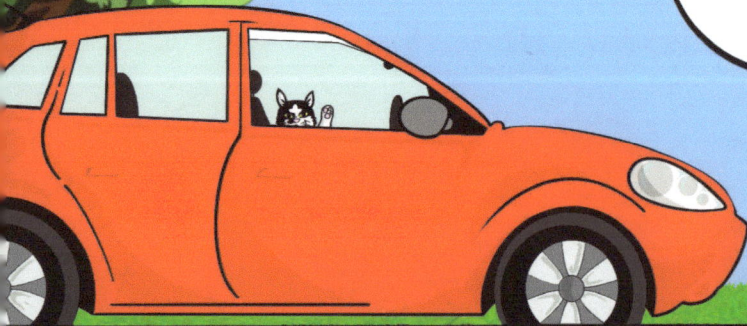

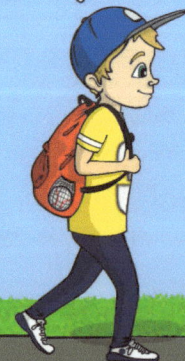

Camino a la escuela se decía a sí mismo...

"Mantendré la boca cerrada y respiraré por la nariz".

En el patio de recreo, decía...

"Mantendré la boca cerrada y respiraré por la nariz".

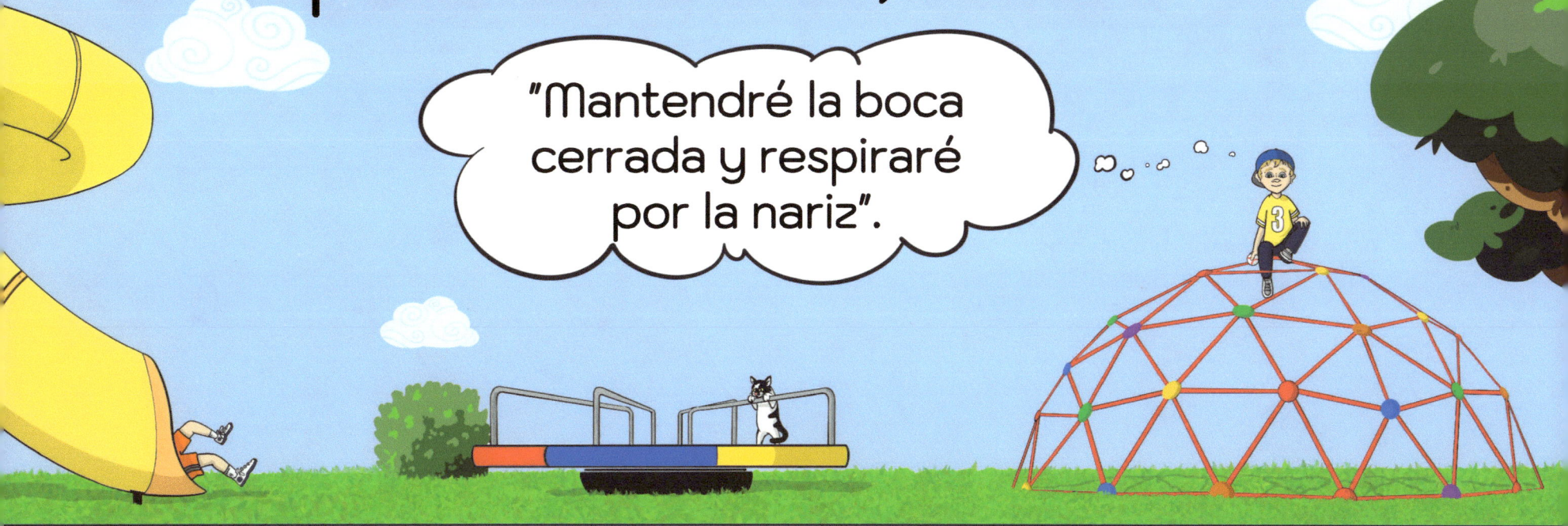

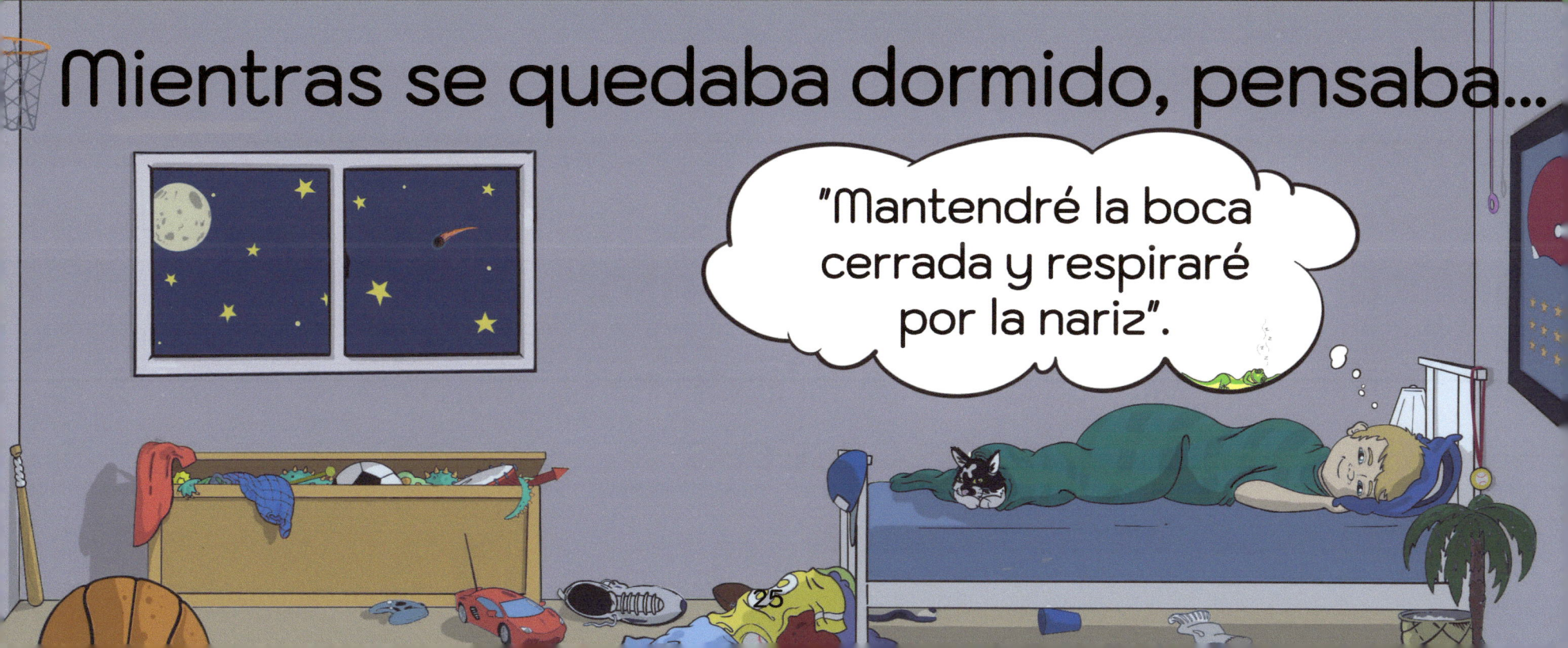

Mientras se quedaba dormido, pensaba...

"Mantendré la boca cerrada y respiraré por la nariz".

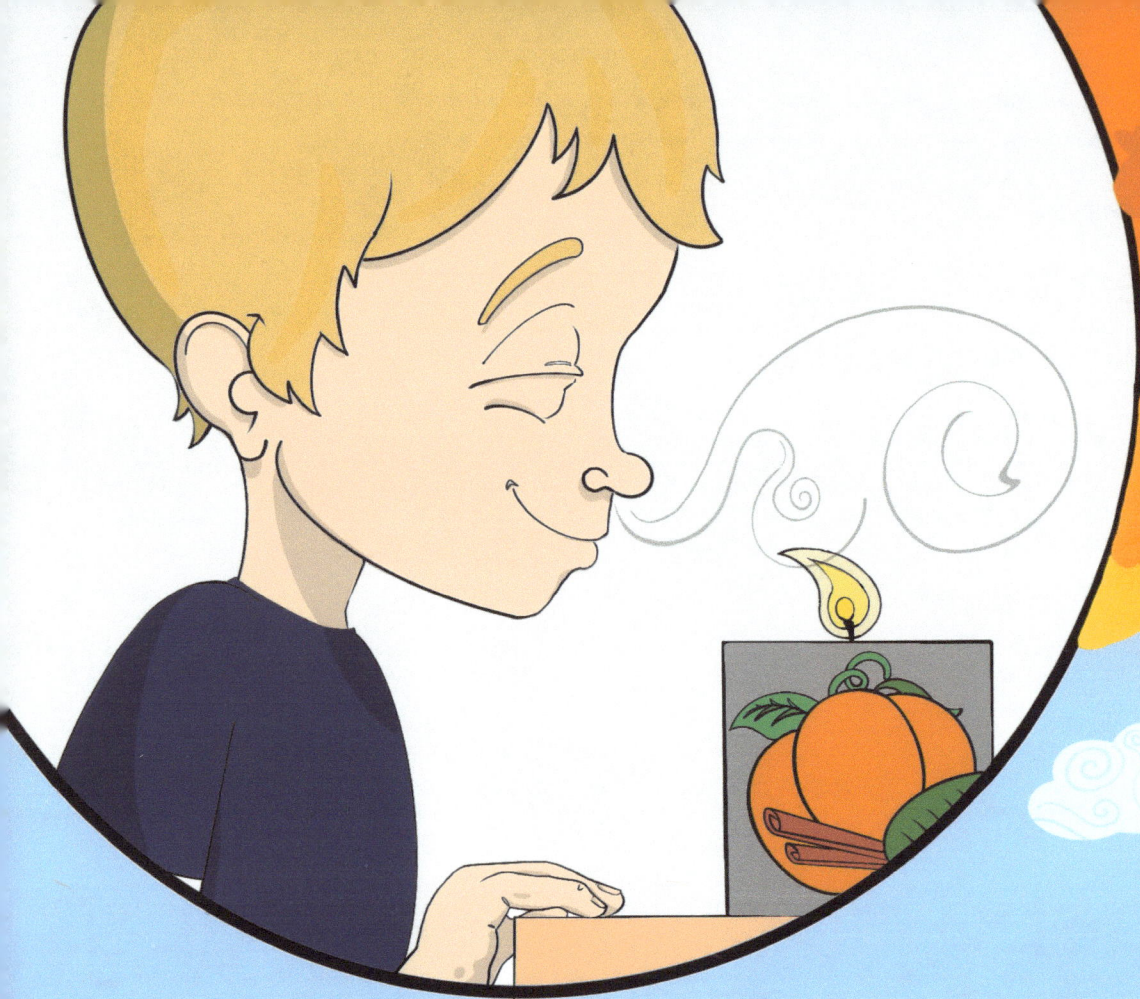

¡Después de solo una semana,
Finn tenía muchos olores favoritos
nuevos! Las velas de calabaza de
su mama y las galletas caseras
con chispas de chocolate.

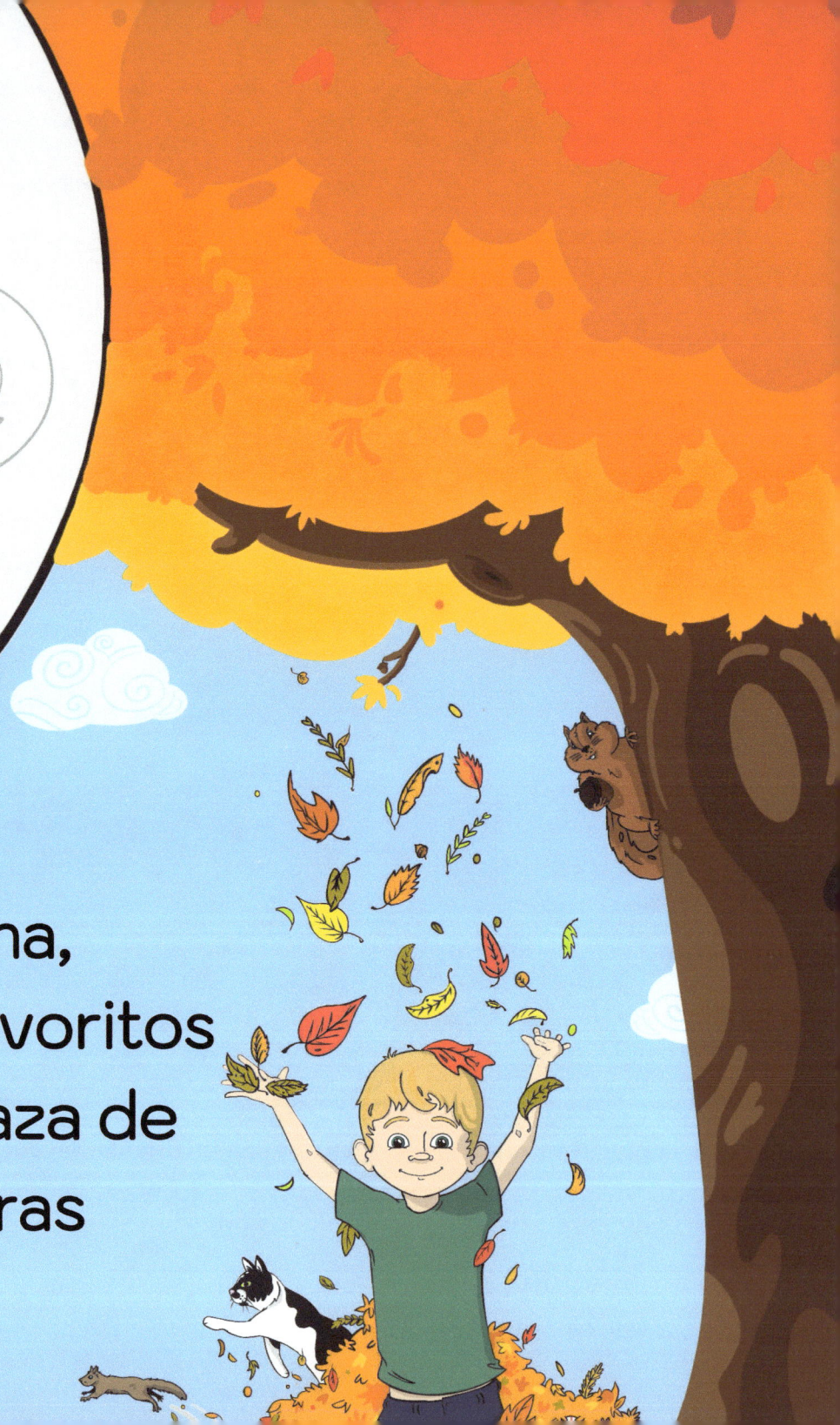

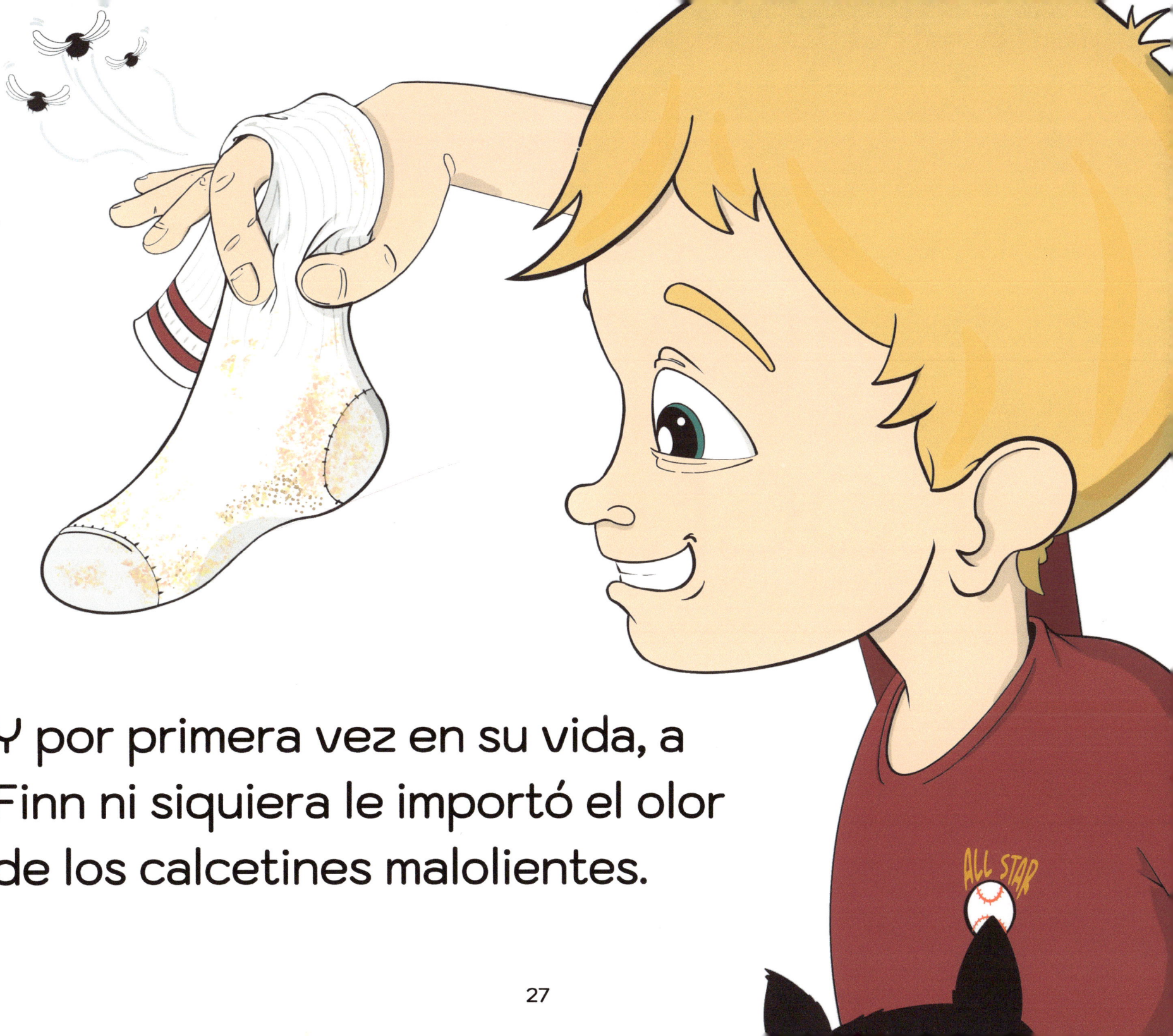

Y por primera vez en su vida, a Finn ni siquiera le importó el olor de los calcetines malolientes.

¡LO LOGRÓ!

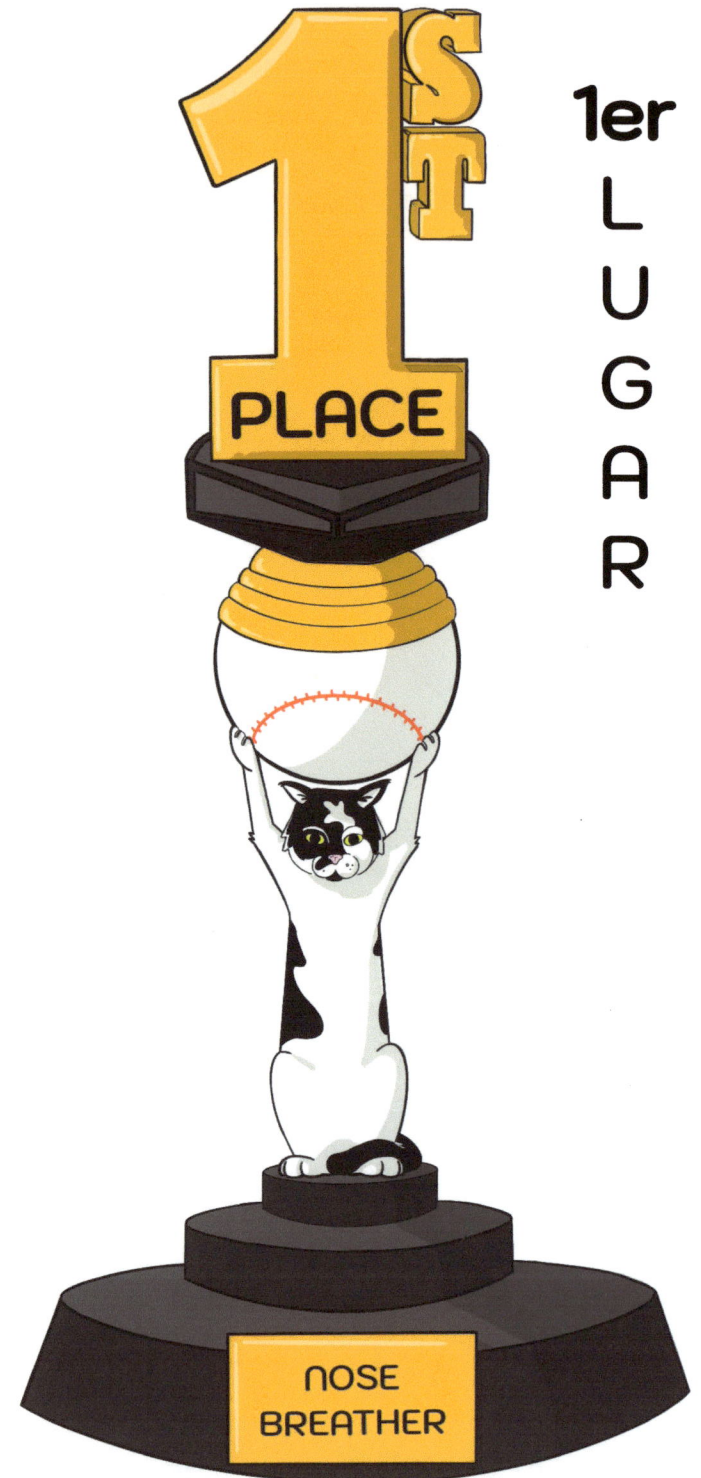

1ST PLACE

1er LUGAR

NOSE BREATHER

RESPIRADOR NASAL

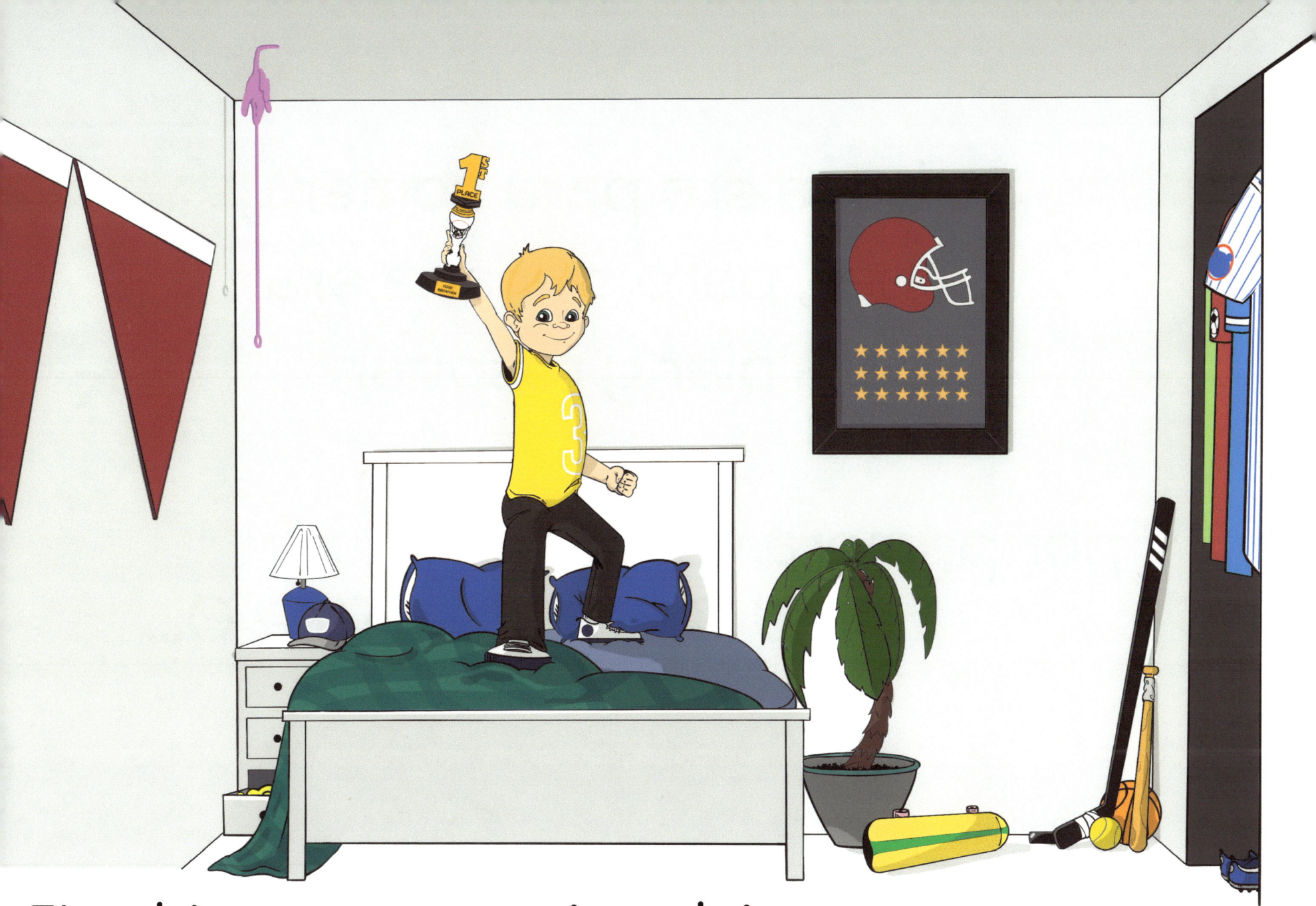

Finn hizo que su nariz volviera a funcionar. Decidió a partir de entonces...

Su boca era para comer y beber, pero su nariz era para oler y respirar.

Y por primera vez en mucho,
M U C H O   T I E M P O...

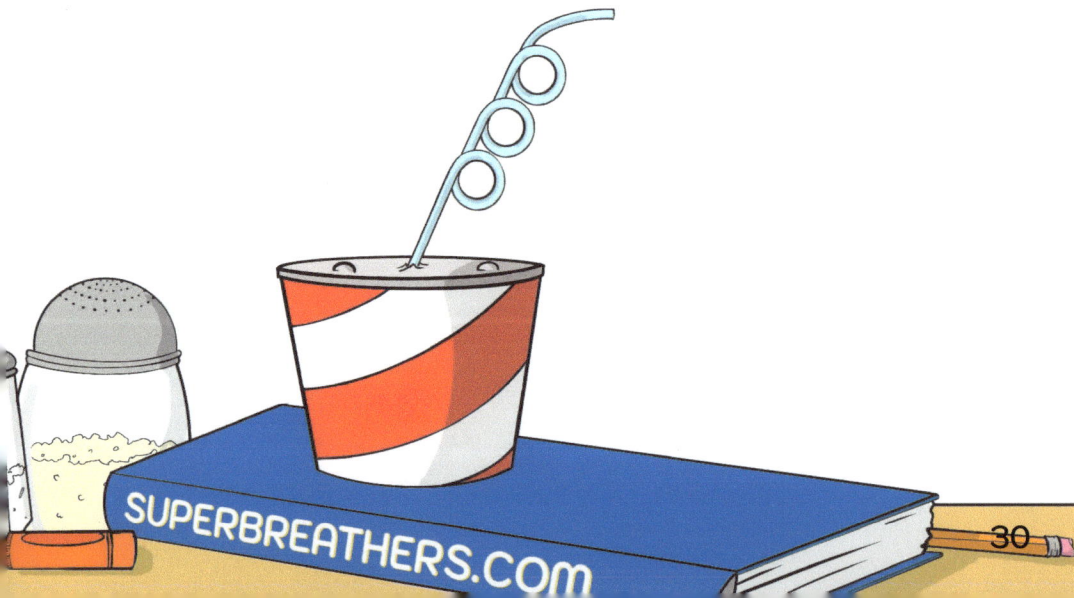

Finn
NO TENÍA
la nariz tapada.

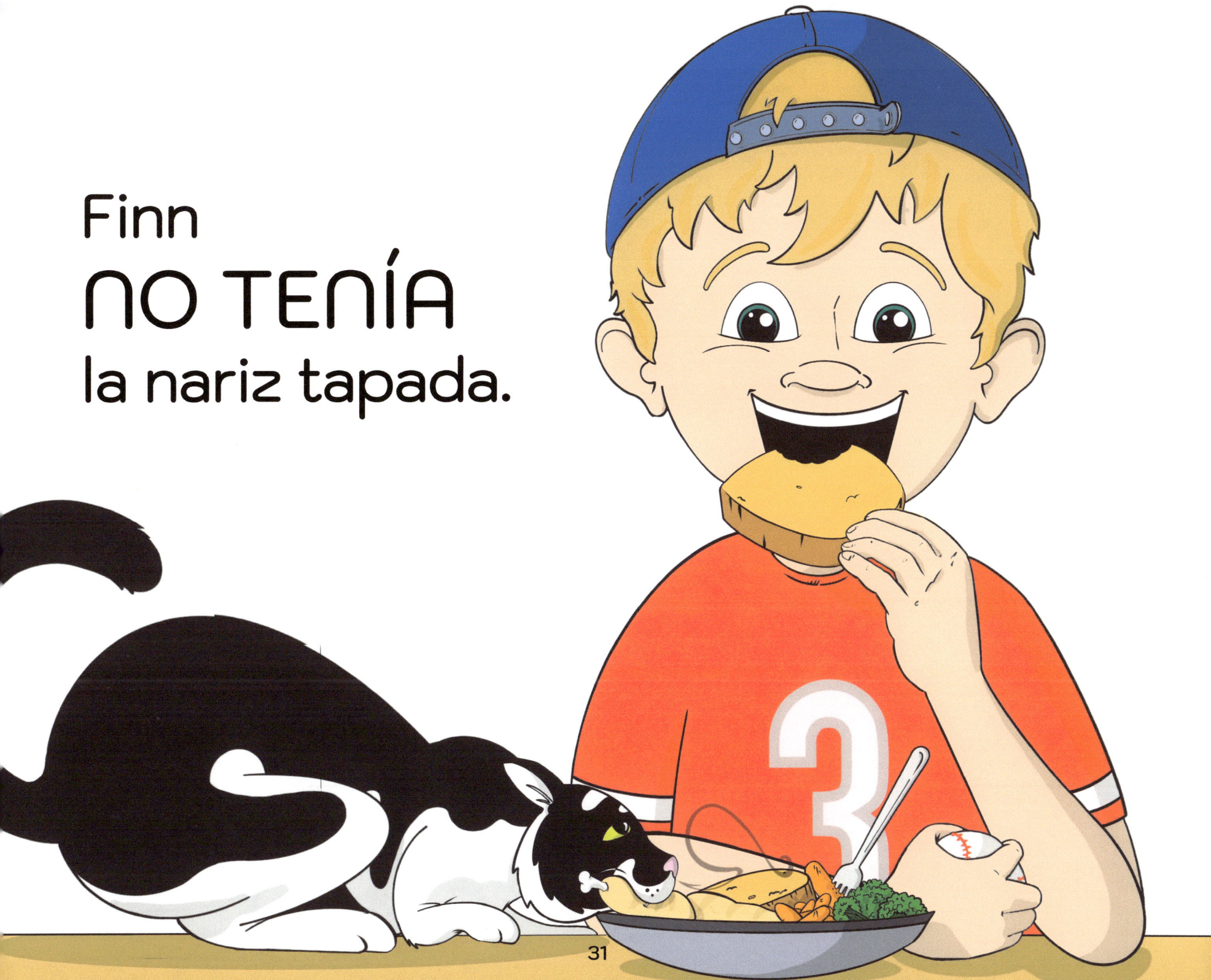

NUESTRA HISTORIA

¿Un libro para niños que enseña la diferencia entre respirar por la nariz y respirar por la boca?

Increíble, ¿verdad? En realidad, no lo es, y aquí está la razón:

Hasta que nuestro hijo, Finn, tuvo seis años, no había dormido toda la noche. Pensábamos que habíamos intentado de todo. Estábamos cansados. Nunca se nos ocurrió observar cómo respiraba.

Mira de cerca. ¿Cómo respira tu hijo?

Resultó que Finn era respirador bucal. No teníamos idea de que su hábito de respirar por la boca causaba congestión nasal. Aprendimos que mantener la boca abierta dificulta tener un sueño reparador. La cantidad de sueño no siempre es reparador a menos que sea de calidad.

Tenía un sueño muy inquieto. Se daba vueltas en la cama y nos llamaba repetidamente durante la noche pidiendo ayuda. Su respiración era agitada, sudaba profusamente durante las siestas y por la noche. Sufría de pesadillas y tenía ojeras. A pesar de despertarse cansado y bostezar, tenía una gran cantidad de energía durante el día. Desarrolló eczema en su rostro y tenía tanta congestión que intentaba despejar su nariz y garganta varias veces por minuto. Estaba claramente angustiado.

¿Era fisiologíco? ¿Alergias? ¿Dieta?

Tras años de visitas al médico y medicamentos, seguíamos sin encontrar la causa. Hasta que tuvimos una conversación con un dentista el cual nos explicó cómo la nariz filtra, calienta, purifica e humidifica el aire que entra en nuestros cuerpos. Respirar por la boca no hace esto, sino que puede provocar congestión nasal, aumento del tamaño de las adenoides y las amígdalas. El primer paso para resolver su sueño fragmentado y su respiración desordenada fue transformar el hábito de respirar por la boca a respirar por la nariz. Este fue el comienzo de nuestro viaje para ayudar a nuestro hijo a dormir y respirar mejor, pero fue un primer paso crucial. Nuestro objetivo con La Nariz Muy Tapada es ayudar a tu pequeño/a a comprender, a través de una historia atractiva, que la forma en que respiramos es importante y que, con un enfoque centrado, tú y tu pequeño/a pueden convertirse en superrespiradores/as nasales.

Visítanos en SuperBreathers.com

AGRADECIMIENTOS

Gracias, Jared, por tu atención al detalle y creatividad al dar vida a este mensaje importante a través de tus ilustraciones.

Mi más profundo agradecimiento a Karl, Finn, mis padres, familia y amigos por su amor y apoyo infinitos - besos y abrazos.

Un agradecimiento especial a todos los clínicos que se enfocan en ayudar a los pacientes a lograr una respiración de calidad y un sueño reparador.

Finalmente, agradezco sinceramente al Dr. Miguel Ángel Rosales Berber por ofrecer generosamente su tiempo para traducir esta historia. El Dr. Rosales, es Cirujano Dentista Pediátrico, Especialista en Estomatología Pediátrica, y Profesor en la Especialidad de Odontopediatría de la Facultad de Estomatología de la Universidad Autónoma de San Luis Potosí, México. Ahora permíteme traducir: Miguel se preocupa apasionadamente por el bienestar de los niños y ha dedicado su vida a tratar, y enseñarle a otros cómo tratar, a pacientes jóvenes con trastornos bucales o faciales que interfieren con el crecimiento y desarrollo normales. ¡Gracias, Miguel!

INTRODUCCIÓN AL ILUSTRADOR

Jared Kidwell es pastor e ilustrador en Fort Collins, CO. Está casado con su hermosa esposa, Tylar, y tienen dos hijas increíbles. Tiene una maestría en Liderazgo Cristiano y le apasionan las personas, el deporte y todo lo relacionado con actividades al aire libre.

SOBRE LA AUTORA

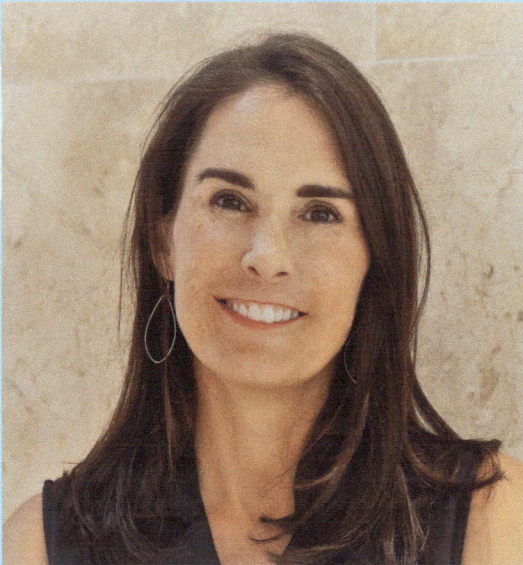

Conoce a Kelley Richardson
Autora, Oradora, Influencer y Respiradora Nasal

El cuento de La Nariz Muy Tapada es la historia de su propia experiencia como madre luchando para ayudar a su hijo pequeño con congestión crónica, inflamación, sueño deficiente e inquietud. Kelley espera crear conciencia sobre cómo simples cambios en la respiración y el sueño pueden resultar en mejoras positivas en el comportamiento, crecimiento y desarrollo.

Conéctate con Kelley en las redes sociales y ayuda a difundir el mensaje en SuperBreathers.com